PREETI NAIK
PREM PRAKASH KAR
PRAHLAD SARAF

CONTACTOS E CONTORNOS

PREETI NAIK
PREM PRAKASH KAR
PRAHLAD SARAF

CONTACTOS E CONTORNOS

EM MEDICINA DENTÁRIA CONSERVADORA

ScienciaScripts

Imprint
Any brand names and product names mentioned in this book are subject to trademark, brand or patent protection and are trademarks or registered trademarks of their respective holders. The use of brand names, product names, common names, trade names, product descriptions etc. even without a particular marking in this work is in no way to be construed to mean that such names may be regarded as unrestricted in respect of trademark and brand protection legislation and could thus be used by anyone.

Cover image: www.ingimage.com

This book is a translation from the original published under ISBN 978-620-8-41751-2.

Publisher:
Sciencia Scripts
is a trademark of
Dodo Books Indian Ocean Ltd. and OmniScriptum S.R.L publishing group

120 High Road, East Finchley, London, N2 9ED, United Kingdom
Str. Armeneasca 28/1, office 1, Chisinau MD-2012, Republic of Moldova, Europe
Managing Directors: Ieva Konstantinova, Victoria Ursu
info@omniscriptum.com

Printed at: see last page
ISBN: 978-620-8-59158-8

Conteúdo

CAPÍTULO I

INTRODUÇÃO

Os dentes humanos são unidades anatómicas complexas que consistem em quatro tipos de tecido, cada um com a sua própria estrutura e propriedades. Cada dente na dentição humana tem o seu próprio contorno anatómico e uma relação específica com a sua estrutura de suporte e com os dentes vizinhos e opostos.

O princípio geral na prática clínica que se torna significativo é o de que a forma segue a função, o que significa, por exemplo, que na dentisteria restauradora, é abordada a relação dependente entre o comportamento biomecânico original das concentrações de tensão nos dentes incisivos e a natureza dos materiais utilizados para restaurar esses dentes. Assim, o termo forma não significa apenas a forma, mas também os atributos biomecânicos que contribuem para a manutenção da função, juntamente com a relação de dependência entre a estética e a oclusão óptima, as forças físicas e o ligamento periodontal.

A forma de um dente e as relações de contorno/contacto com os dentes adjacentes e opostos são os principais determinantes da função na mastigação, estética, fala e proteção. Para além das suposições ou abordagens teleológicas da morfologia dos dentes, as relações da forma do dente com a forma das estruturas de suporte, incluindo a gengiva, devem ser consideradas em termos de significado clínico.

As superfícies facial e lingual dos dentes exibem alguma convexidade, que se localiza em diferentes áreas da coroa para diferentes dentes. Os dentes também apresentam convexidades nas suas superfícies mesial e distal. Uma área de contacto adequada proporciona estabilização aos dentes e mantém a integridade da arcada, enquanto o contorno oclusal adequado dos dentes permite relações corretas entre cúspides, sulcos e cristas marginais dos dentes adjacentes e opostos. A interdigitação dos dentes através dos contactos oclusais ajuda a estabilizar e a manter a integridade das arcadas dentárias.

Do ponto de vista cariogénico, pode haver apenas vinte superfícies oclusais, mas há sessenta superfícies proximais de contacto e sessenta e quatro superfícies faciais e linguais que são susceptíveis à cárie no conjunto completo dos dentes. As superfícies oclusais estão predispostas à cárie devido a fissuras e sulcos defeituosos. A cárie nas proximais, no entanto, ocorre principalmente devido à inter-relação defeituosa entre as áreas de contacto, as cristas marginais, os rebordos e a gengiva.

A chave para as relações adequadas interproximalmente é a área de contacto em relação à sua localização, extensão e tamanho, enquanto as relações adequadas facial e lingualmente se devem à configuração oclusogengival e mesio-distal. A não compreensão destas relações causará não só o fracasso prematuro das restaurações, mas também problemas periodontais, bem como o envolvimento carioso das superfícies dentárias adjacentes.

Os contactos e contornos de cada dente variam de um indivíduo para outro e de um dente para outro. Por exemplo, o contacto e o contorno do incisivo central maxilar estão ilustrados na (Fig. 1.1).

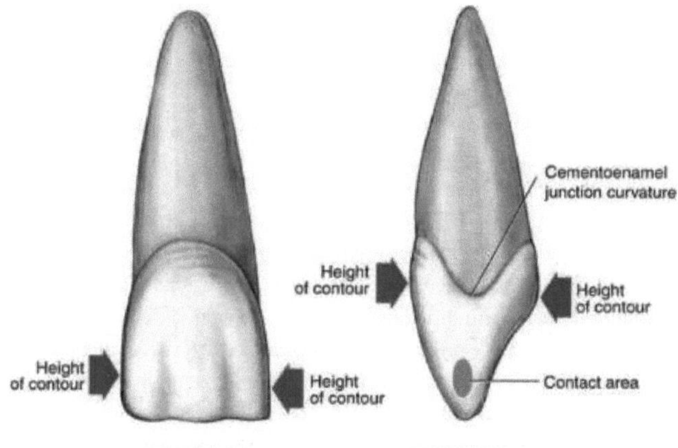

Fig 1.1: Contacto e Contorno de um Incisivo Maxilar

A área de contacto é definida como o local de contacto real entre dois dentes nas superfícies mesial e distal e é erradamente designada por "ponto de contacto" (Gilmore).

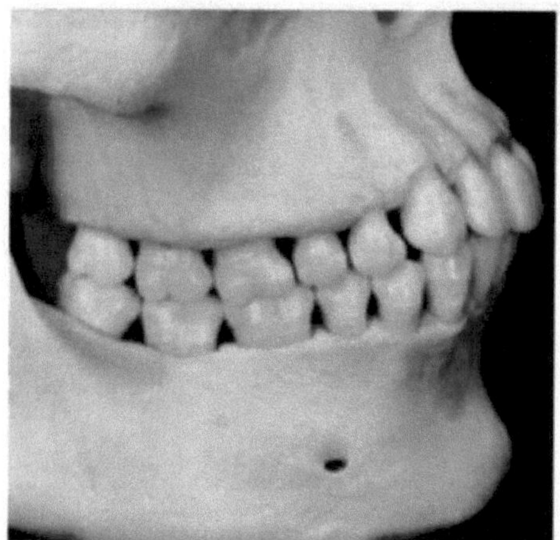

Fig 1.2: "Contactos" proximais de diferentes dentes na arcada.

Os "contactos" proximais variam em tamanho em relação ao tipo de dentes e ao desgaste destas áreas. Normalmente, os contactos planos são observados na região molar, em comparação com a ausência de achatamento em relação ao espaço entre o canino e o pré-molar. A forma dos espaços interproximais é alterada pelo desgaste das áreas de contacto, extrusão dos dentes ou inclinação dos dentes (Fig. 1.2).

Pode presumir-se que a forma dos dentes e a sua disposição estão relacionadas com a incisão ou a trituração dos alimentos sem causar danos às estruturas de suporte; se não fosse assim, poderia ser incompatível com a sobrevivência da espécie. Parte da forma também deve estar relacionada com a dos maxilares e da face e com as forças oclusais que ditam que os dentes estejam em vários ângulos e posições nas arcadas dentárias. Para além das suposições ou abordagens teleológicas da morfologia dos dentes, as relações da forma dos dentes com a forma das estruturas de suporte, incluindo a gengiva, devem ser consideradas em termos de significado clínico. Assim, a impactação alimentar pode ocorrer como resultado do alargamento gengival e da condução dos alimentos entre os dentes devido a cristas marginais e/ou áreas de contacto inadequadas, independentemente das considerações teleológicas da morfologia dentária.

> Se os **contactos** não forem funcionalmente aceitáveis, podem levar à acumulação de alimentos e ao trauma periodontal. Se os alimentos se acumularem, causarão irritação dos tecidos periodontais. Os contactos colocados demasiado oclusalmente provocam o achatamento dos rebordos marginais e os contactos colocados demasiado gengivalmente provocam um aumento da profundidade do espaço oclusal e lesões na zona do colo. O contacto aberto pode resultar na continuidade da moldura entre si e com a papila interdentária.

> Se os **contornos** da restauração forem planos, a gengiva torna-se mais espessa. Sobrecontornadas ou subcontornadas, ambas as restaurações são prejudiciais para o periodonto. As restaurações com excesso de contorno são muito mais prejudiciais em comparação com as restaurações que são muito ligeiramente subcontornadas. As restaurações com subcontorno podem resultar em impactação de alimentos e numa área difícil de limpar.

O efeito do sobrecontorno ou subcontorno das superfícies dos dentes pode estar mais relacionado com os mecanismos oclusais do que com os mecanismos de autolimpeza e ser mais importante para a eficiência da autolimpeza dos alimentos e/ou da musculatura num doente do que noutro.

Assim, a importância das formas dentárias, como as áreas de contacto proximal, os espaços interproximais, as embrasures, os contornos labiais e vestibulares nos terços cervicais e os contornos linguais nos terços médios das coroas e curvaturas, deve ser considerada ao replicar a estrutura dentária perdida, a fim de manter uma relação harmoniosa entre os dentes, os músculos e o periodonto.

CAPÍTULO II

CONTACTOS

A otimização da forma do dente sempre foi o "Santo Graal" da medicina dentária operatória. A recriação da anatomia do dente em falta é importante não só para substituir a estrutura dentária perdida, mas também para restabelecer a forma e a função ideais. Para reproduzir a estrutura natural do dente, o requisito mais importante é o estabelecimento de contactos e contornos adequados.

"Contacto é o termo para denotar a altura proximal do contorno da superfície mesial e distal do dente que toca o dente adjacente na mesma arcada." Em indivíduos jovens, onde os dentes são recém-erupcionados, a superfície proximal dos dentes cria um ponto de contacto. Este ponto de contacto converte-se numa área à medida que se alarga e aumenta de tamanho como resultado do desgaste por fricção de uma superfície proximal contra outra durante o movimento fisiológico dos dentes. O significado fisiológico dos contactos proximais corretamente formados e localizados não pode ser subestimado; eles promovem papilas interdentárias normais e saudáveis que preenchem os espaços interproximais.

A área de contacto proximal localiza-se no terço incisal das superfícies de aproximação dos incisivos centrais maxilares e mandibulares, estando posicionada ligeiramente facial ao centro da superfície proximal faciolingualmente (fig. 2.1). Prosseguindo posteriormente a partir da região incisiva através de todos os restantes dentes, a área de contacto está localizada perto da junção dos terços incisal (ou oclusal) e médio ou inteiramente no terço médio (fig. 2.2).

A relação de contacto adequada entre os dentes vizinhos em cada arcada é importante por várias razões, uma vez que serve para evitar que os alimentos se acumulem entre os dentes e ajuda a estabilizar as arcadas dentárias através da ancoragem combinada de todos os dentes de cada arcada em contacto positivo uns com os outros.

Se o contacto for deficiente e os alimentos forem forçados entre os dentes para além das áreas de contacto, o resultado pode ser patológico. O tecido gengival, que normalmente preenche os espaços interdentários, pode ficar inflamado (gengivite) e, por fim, envolver estruturas periodontais mais profundas com a perda de osso e de inserção (periodontite).

Para evitar estas condições durante as restaurações nas áreas proximais, deve ser estabelecida uma relação de contacto ideal entre os dentes adjacentes, que deve ser tão natural quanto possível do ponto de vista anatómico e funcional.

Um contacto ideal serve para manter a estabilidade da arcada dentária, transmitindo a força ao longo do eixo longo dos dentes, criando uma relação correta com o dente adjacente, o que permite um bom apoio contra as forças mastigatórias e promove a deflexão dos alimentos através da embrasura, influenciando a fala e a cosmética, especialmente na região anterior. Os contactos ideais dos diferentes dentes na arcada, a partir da vista oclusal e vestibular, estão ilustrados nas Fig. 2.1 e 2.2, respetivamente.

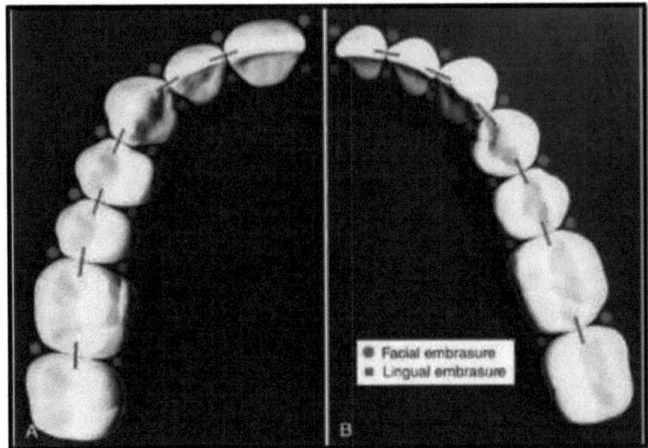

Fig 2.1: Área de contacto proximal, as linhas pretas mostram as posições dos contactos faciolingualmente.

A- Dentes maxilares. B - Dentes mandibulares. São indicados os encaixes facial e lingual.

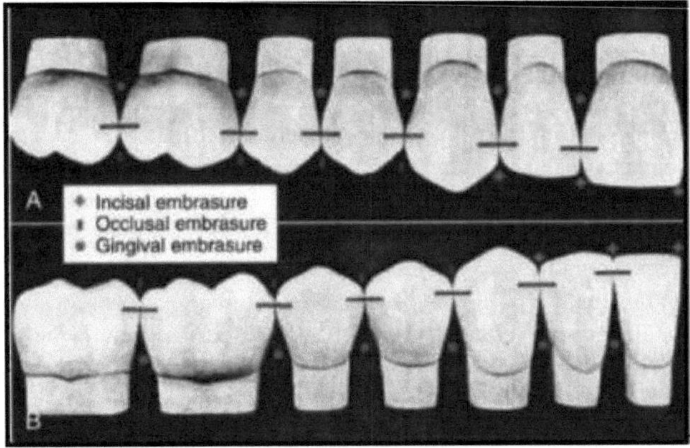

Fig 2.2: Área de contacto proximal. As linhas pretas mostram as posições dos contactos incisogingivalmente e oclusogingivais. São indicadas as embrasures incisais, oclusais e gengivais.

Área de contacto proximal

Logo após o alinhamento de todos os dentes nas suas respectivas posições nos maxilares, deve ser estabelecida, mesial e distalmente, uma relação de contacto positiva de um dente com outro em cada arcada. Embora as áreas de contacto sejam ainda muito circunscritas, especialmente nos dentes anteriores, trata-se de áreas e não de meros pontos de contacto. Na verdade, o termo ponto de contacto, que é frequentemente utilizado para designar o contacto de dentes da mesma arcada, é um termo errado.

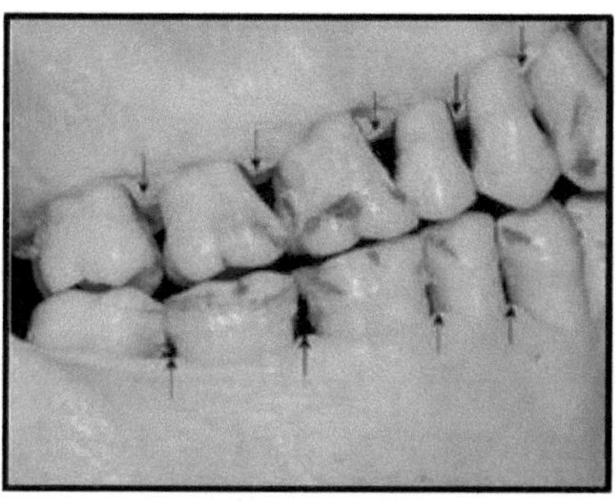

Fig2.3: Porção do crânio, mostrando espaços triangulares por baixo das áreas de contacto proximais.

Estes espaços são ocupados por tecido mole e osso para o suporte dos dentes.

As áreas de contacto proximal são as áreas presentes nas superfícies laterais das coroas dos dentes, onde um dente toca o dente adjacente quando os dentes estão no alinhamento correto. As áreas de contacto proximal devem ser consideradas em dois aspectos:

- Vista labial/bucal mostrando a localização cervicoincisal ou cervico-oclusal do contacto.
- Vista incisal/oclusal mostrando a localização labiolingual do contacto.

Uma generalização pode ser estabelecida na localização das áreas de contacto faciolingualmente. Os dentes anteriores terão os seus contactos centrados labiolingualmente, enquanto que os dentes posteriores terão os seus contactos ligeiramente para vestibular em relação ao centro da largura bucolingual. A dimensão mais estreita lingualmente do que facialmente causa embrasures largos lingualmente em comparação com embrasures faciais em todos os dentes, exceto nos dentes posteriores maxilares onde o inverso é verdadeiro.

Visualização da área de contacto:

As áreas de contacto devem ser observadas de dois aspectos para se obter a perspetiva adequada para a sua localização: o aspeto vestibular e o aspeto incisal ou oclusal. A visualização adequada ajudará a localizar e avaliar a relação de contacto entre os dentes adjacentes nos pontos proximais. A **vista labial ou bucal** irá demonstrar as posições relativas das áreas de contacto cervicoincisionalmente ou cervicooclusal. O centro da área neste aspeto é medido pela sua relação com o comprimento da porção da coroa do dente. A **vista incisal ou oclusal** mostrará a posição relativa das áreas de contacto labiolingualmente ou bucolingualmente. Neste caso, o centro da área pode ser localizado na sua relação com a medida labiolingual ou bucolingual da coroa. As áreas de contacto proximal são normalmente maiores na região molar, o que ajuda a evitar a impactação gengival de alimentos durante a mastigação. As superfícies adjacentes perto dos contactos proximais (embrasures) têm normalmente uma simetria notável.

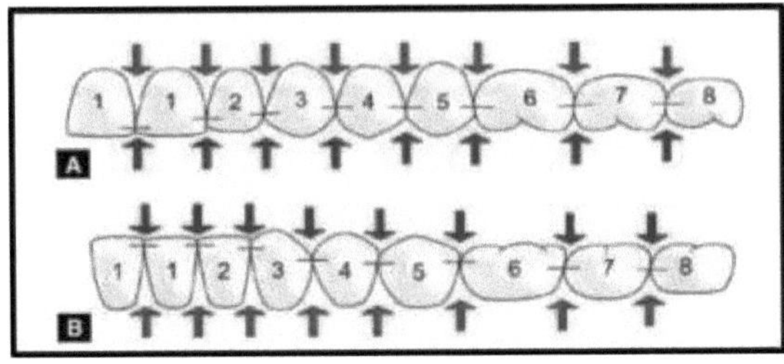

Fig. 2.4: Áreas de contacto proximal [vista cérvico-oclusal] e rebaixos gengival e incisal/oclusal
e incisal/oclusal. (A) Dentes maxilares; (B) Dentes mandibulares

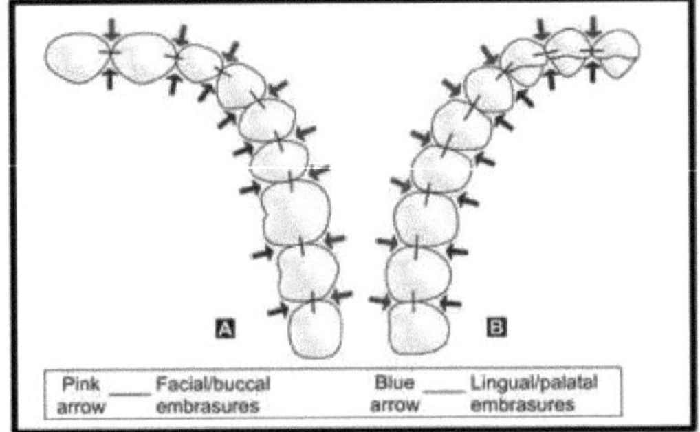

Fig. 2.5: Áreas de contacto proximal (vista labiolingual) e embrasaduras facial e lingual/palatina
facial e lingual/palatina. (A) Dentes maxilares; (B) Dentes mandibulares

Espaços interproximais (formados por superfícies proximais em contacto)

Os espaços interproximais entre os dentes são espaços de forma triangular, normalmente preenchidos por tecido gengival. A base do triângulo é o processo alveolar, os lados do triângulo são as superfícies proximais dos dentes em contacto e o vértice do triângulo encontra-se na área de contacto.

A forma do espaço interproximal irá variar com a forma dos dentes em contacto e dependerá também da posição relativa das áreas de contacto. O contacto e o alinhamento adequados dos dentes adjacentes permitem um espaçamento adequado entre eles para o volume normal de tecido gengival ligado ao osso e aos dentes. (Fig. 2.6 e 2.7) O espaço interproximal tem normalmente uma forma triangular, pelo que a construção da superfície dentária nesta área pode ser corretamente conseguida através da incorporação de uma banda de matriz e de uma matriz adequada de forma triangular e de cunhas de tamanho apropriado.

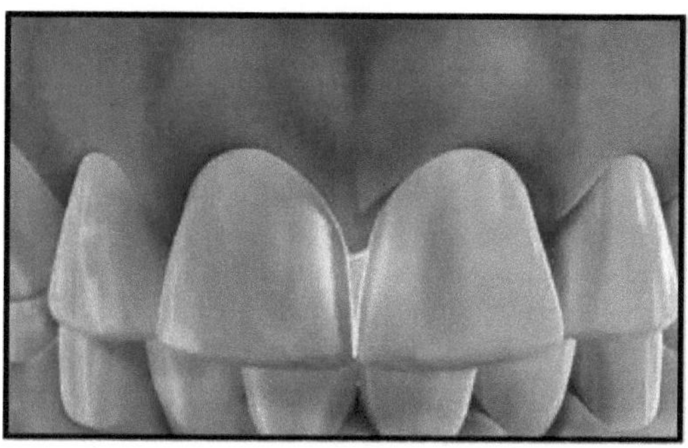

Fig 2.6: A área amarela representa os espaços interproximais

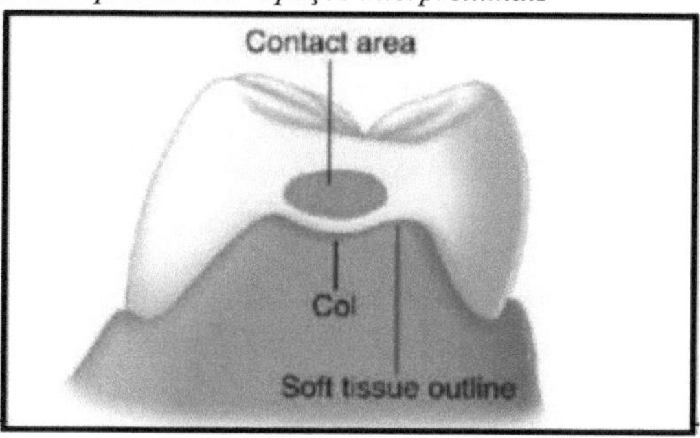

Fig 2.7: Relação ideal entre a papila interdentária e a área de contacto dos molares

Este tecido gengival é uma continuação da gengiva que cobre todo o processo alveolar. A queratinização da superfície da gengiva e a densidade e elasticidade dos tecidos gengivais ajudam a manter estes tecidos contra o trauma durante a mastigação e a invasão por bactérias. Normalmente, existe uma separação de 1 a 1,5 mm entre o esmalte e o osso alveolar. Assim, a distância entre a JCE (linha cervical) e a crista do osso alveolar, conforme observada radiograficamente, é de 1 a 1,5 mm numa oclusão normal na ausência de doença.

Forças oclusais excessivas num dente individual podem ocorrer quando as forças normais já não estão distribuídas por vários dentes, como pode acontecer quando se perdem dentes ou quando as forças normais se tornam excessivas com a perda de estruturas de suporte como resultado de doenças periodontais. O significado fisiológico dos contactos proximais adequadamente formados e localizados não pode ser enfatizado em demasia; eles promovem papilas interdentais normais e saudáveis que preenchem os espaços interproximais. Contactos inadequados podem resultar na impactação de alimentos entre os dentes, aumentando potencialmente o risco de doença periodontal, cárie e movimento dentário.

Áreas de contacto entre os diferentes dentes da arcada dentária DENTES MAXILARES

- Incisivos centrais

As áreas de contacto mesialmente em ambos os incisivos centrais estão localizadas no terço incisal das coroas. Uma vez que o terço mesioincisal destes dentes se aproxima de um ângulo reto, a embrasura incisal é muito ligeira. Fig. 2.8 (A)

- Incisivos centrais e laterais

O contorno distal da coroa do incisivo central é arredondado. O incisivo lateral tem uma coroa mais curta e um ângulo mesioincisal mais arredondado do que o incisivo central. A forma destes dois dentes em contacto um com o outro abre, assim, um espaço de embrasamento distal aos incisivos centrais maior do que o pequeno espaço mesial aos incisivos centrais. Fig. 2.8 (A)

- Incisivo lateral e canino

A área de contacto distal no incisivo lateral situa-se aproximadamente no terço médio. A área de contacto mesial no canino está na junção dos terços incisal e médio. A forma destes dentes cria uma embrasura que é mais aberta do que as duas anteriormente descritas. Fig 2.8 (B)

- Canino e primeiro pré-molar

O canino tem uma longa inclinação distal para a sua cúspide, o que coloca a crista distal da curvatura no centro do terço médio da coroa. A área de contacto é, portanto, nesse ponto. Esta é uma observação importante a ser feita clinicamente. Como mencionado, é nesse ponto da arcada dentária que o canino, situado entre os segmentos anterior e posterior, passa a fazer parte de ambos. O primeiro pré-molar também tem uma forma de cúspide longa, o que coloca a sua área de contacto mesial bastante alta na coroa. Normalmente, fica apenas cervical à junção dos terços oclusal e médio. O espaço entre estes dentes tem um ângulo amplo. Fig 2.8 (C)

Primeiro e segundo pré-molares

As áreas de contacto do primeiro e segundo pré-molares são semelhantes às que acabámos de mencionar, embora normalmente um pouco cervicais à junção dos terços oclusal e médio das coroas. A forma destes dentes cria um amplo espaço oclusal Fig 2.8 (D).

- Segundo pré-molar e primeiro molar

A posição das áreas de contacto cervico-oclusal do segundo pré-molar e do primeiro molar é aproximadamente a mesma que a encontrada entre os pré-molares. Fig 2.8 (E)

- Primeiro-segundo e segundo-terceiros molares

O contorno distal do primeiro molar é redondo, um facto que coloca a área de contacto aproximadamente no centro do terço médio da coroa.

A área de contacto mesial do segundo molar também se aproxima do terço médio da coroa.

O desenho do contacto e da embrasura do segundo e terceiro molares é semelhante ao do primeiro e segundo molares. Fig 2.8 (F) (G)

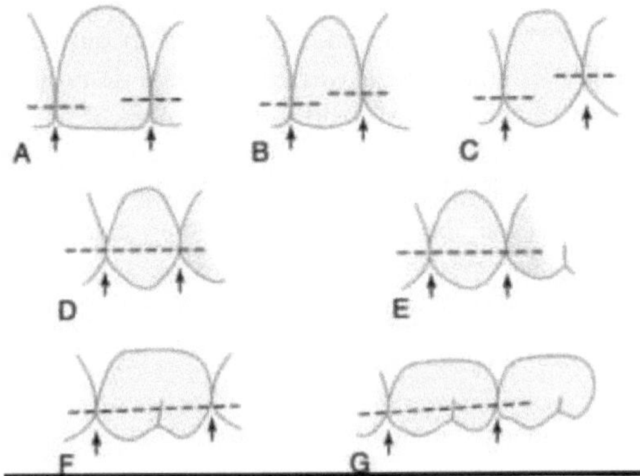

Fig. 2.8: Desenhos esquemáticos dos dentes maxilares em contacto

Interpretação da Fig. 2.8: As setas apontam para os espaços de embrasadura. A) Incisivos centrais e laterais. B) Incisivos centrais e laterais e canino. C) Canino e primeiro pré-molar. D) Canino e primeiro e segundo pré-molares. E) Primeiro e segundo pré-molares e primeiro molar. F) Segundo pré-molar, primeiro molar e segundo molar. G) Primeiro, segundo e terceiro molares.

DENTES MANDIBULARES

Incisivos centrais As áreas de contacto mesial nos incisivos centrais mandibulares estão localizadas no terço incisal das coroas. Em muitos casos, as áreas de contacto estendem-se até ao ângulo mesioincisal. Por conseguinte, ocorre uma pequena incisão mesial entre os incisivos centrais inferiores, a menos que o desgaste pelo uso a oblitere. Fig 2.9 (A)

Incisivos centrais e laterais Uma vez que os incisivos centrais e laterais mandibulares são pequenos mesiodistalmente e se complementam mutuamente em termos de função, o desenho das suas coroas produz formas de contacto e de contorno semelhantes às descritas acima. Fig. 2.9 (A)

Incisivo lateral e canino As posições das áreas de contacto distalmente no incisivo lateral e mesialmente no canino são aproximadamente as mesmas, cervicoincisalmente, que as outras duas descritas acima. Os dentes estão em contacto no terço incisal perto das cristas incisais. Fig 2.9 (B)

Canino e Primeiro Pré-molar A inclinação distal da cúspide do canino mandibular é pronunciada e longa, o que coloca a área de contacto distal neste dente um pouco cervical à junção dos seus terços incisal e médio. O primeiro pré-molar tem uma cúspide vestibular longa e, embora a sua coroa seja mais curta do que a do canino, a área de contacto mesial tem aproximadamente a mesma relação cérvico-oclusal que a encontrada distalmente no canino e é apenas cervical à junção dos terços oclusal e médio. Fig 2.9 (C)

Primeiro e segundo pré-molares O contacto destes dentes está quase ao mesmo nível que o do canino e do primeiro pré-molar. A inclinação das cúspides cria um grande espaço oclusal. O espaço interproximal é um pouco menor do que aquele entre o canino e o primeiro pré-molar. Fig 2.9 (D)

Segundo Pré-molar e Primeiro Molar O desenho do contacto e da embrasura para o segundo pré-molar e primeiro molar é semelhante ao que acabou de ser descrito para os pré-molares. A cúspide mesiovestibular do primeiro molar é mais curta e mais arredondada do que a cúspide do segundo pré-molar, o que varia um pouco a embrasura, e como a coroa do molar é um pouco mais curta, reduz o espaço interproximal nessa medida. Fig 2.9 (E)

Primeiro e Segundo e Segundo e Terceiro Molares Os dois desenhos de contacto e embrasure do primeiro e segundo e segundo e terceiro molares podem ser descritos em conjunto, uma vez que são semelhantes. As superfícies proximais - isto é, a superfície distal do primeiro molar, a mesial do segundo molar, a superfície distal do segundo molar e a superfície mesial do terceiro molar - são bastante redondas. Como os molares se tornam progressivamente mais curtos do primeiro para o terceiro, os centros das áreas de contacto também caem cervicalmente. Uma linha que divide as áreas de contacto do segundo e terceiro molares está localizada aproximadamente no centro dos terços médios das coroas. Fig 2.9 (F)

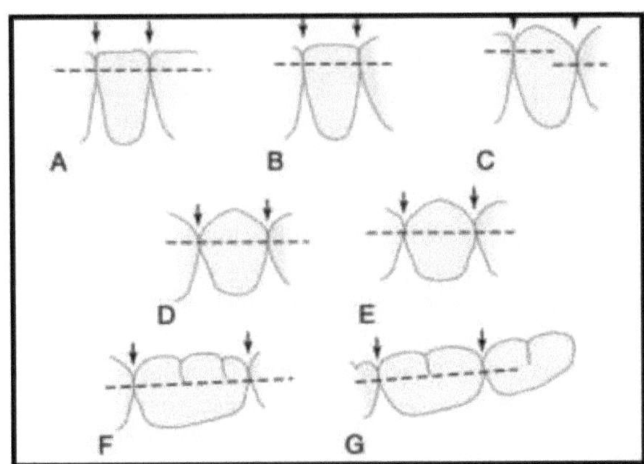

Fig 2.9: Níveis de contacto encontrados normalmente nos dentes mandibulares A) Incisivos centrais e laterais.

B) Incisivos centrais, laterais e canino. C) Incisivo lateral, canino e primeiro pré-molar. D) Canino, primeiro e segundo pré-molares. E) Primeiro e segundo pré-molares e primeiro molar. F)

Segundo pré-molar, primeiro e segundo molares. G) Primeiro, segundo e terceiro molar.

Configuração dos contactos: Naturalmente, os contactos estão presentes em 3 configurações diferentes que estão em relação positiva com a fixação dos tecidos moles e duros. Estas são **Plano**: largo para vestibular, lingual ou gengival. (Fig. 2.19)

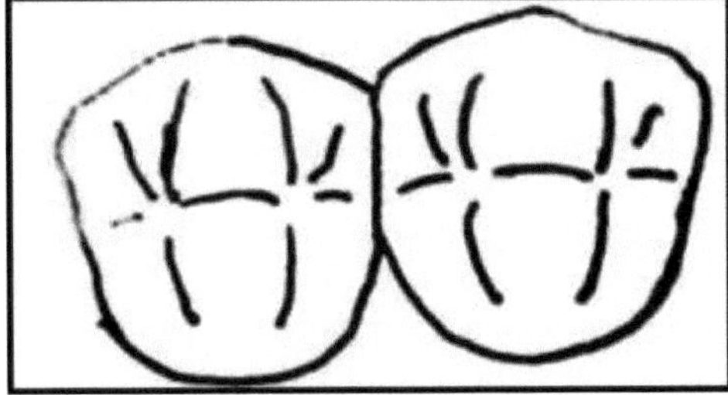

Fig 2.19: Contacto plano

Convexidade excessiva - Diminui a extensão da área de contacto. (Fig. 2.20)

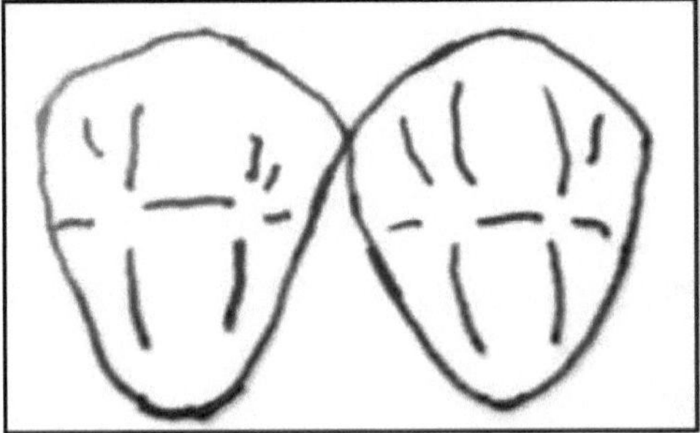

Fig. 2.20: Contacto com convexidade excessiva

Excesso de concavidade - Ocorre na restauração simultânea de dentes adjacentes.

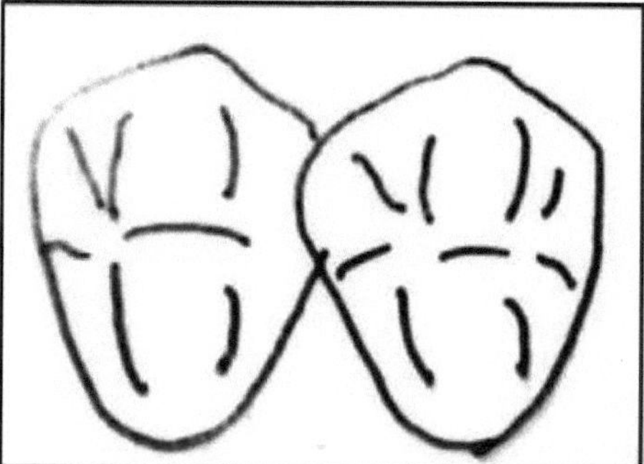

Fig. 2.21: Contacto com concavidade excessiva

Diferentes riscos relacionados com contactos inadequados:

Se a reprodução do contacto proximal durante a restauração não reproduzir a forma e função naturais, podem ocorrer vários problemas nos tecidos duros e moles. Estes podem ser devidos ao tamanho incorreto do contacto e à sua localização entre os dentes adjacentes. Contactos soltos ou abertos ou mesmo devido à falta de um dente na arcada.

A Fig. 2.22 apresenta um fluxograma que enumera todos os riscos associados a um contacto incorreto.

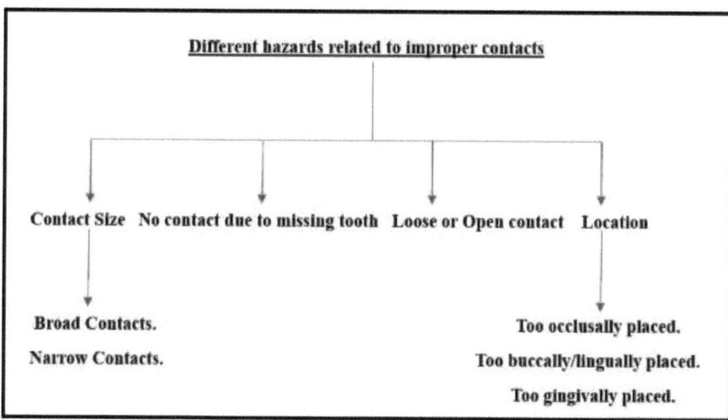

Fig: 2.23: Diagrama de fluxo da colocação incorrecta de diferentes contactos ^

Tamanho do contacto:

i) Contactos alargados:

A formulação de um contacto largo durante a restauração pode causar alterações na anatomia da coluna interdentária, a forma normal da sela pode tornar-se mais larga e a doença periodontal incipiente aumenta acentuadamente, porque afecta tanto a papila interdentária como o encaixe. (Fig. 2.10)

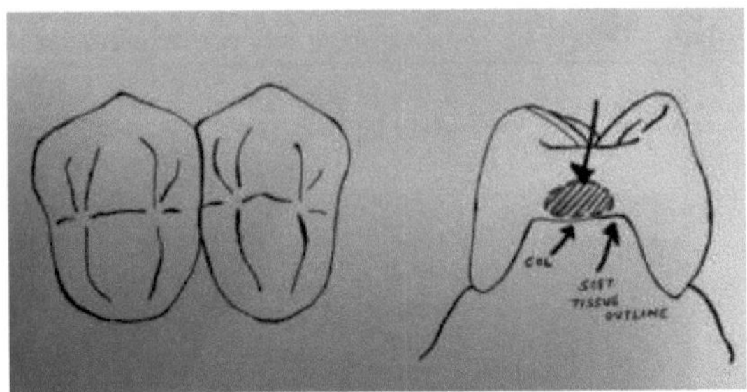

Fig. 2.10: Contactos gerais

No caso de contactos amplos, o doente não consegue limpar a área interdentária, o que aumenta a suscetibilidade da área à cárie e a área papilar fica inflamada e edemaciada. Além disso, o movimento ou fluxo inadequado do material mastigado leva à adesão de detritos e à possível impactação desses detritos. A restauração pode invadir fisio-mecanicamente o periodonto, predispondo à sua destruição.

ii) <u>Zona de contacto estreita</u>:

A formulação de um contacto estreito durante a restauração pode causar alterações na anatomia do dente, permitindo que os alimentos sejam impactados vertical ou horizontalmente na delicada camada epitelial não queratinizada, e uma maior suscetibilidade para a acumulação de placa microbiana que predispõe aos mesmos problemas periodontais e de cárie. (Fig. 2.11)

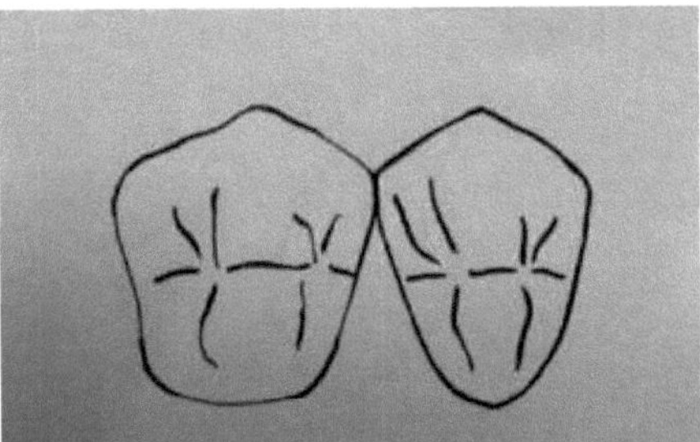

Fig 2.11: Contactos estreitos

> **<u>Localização</u>**:

A formulação do contacto colocada demasiado oclusalmente pode causar uma crista margina achatada na face dos encaixes oclusais. (Fig. 2.12)

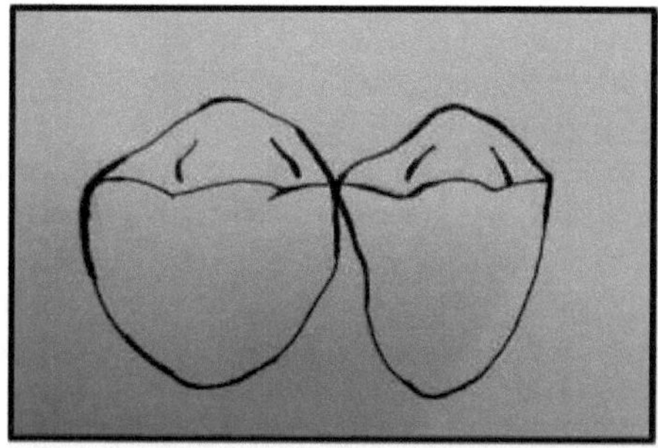

Fig. 2.12: Contactos oclusais

- A formulação do contacto colocado demasiado para vestibular ou para lingual pode causar uma restauração achatada à custa da embrasura vestibular ou lingual. (Fig. 2.13)

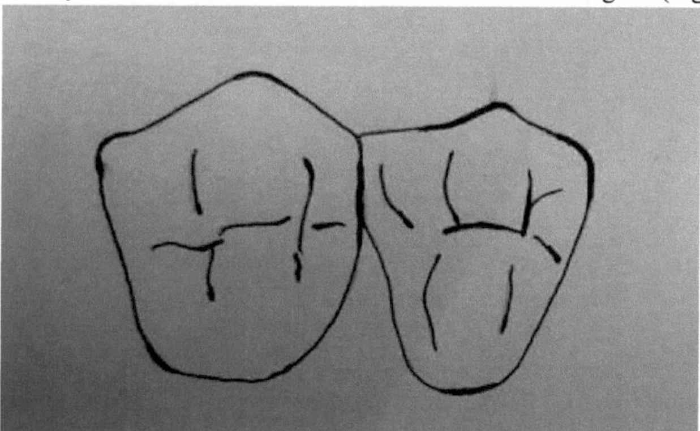

Fig 2.13: Contacto bucal

- A formulação do contacto demasiado gengival pode causar um aumento da profundidade do encaixe oclusal à custa do tamanho das áreas de contacto ou à custa do alargamento ou impacto da cola interdentária (Fig. 2.14).

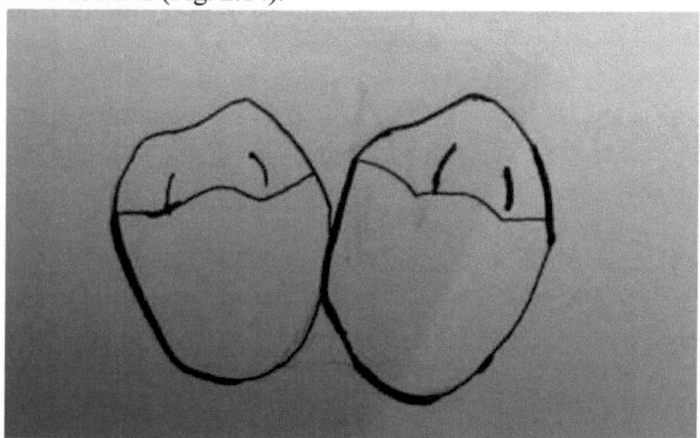

Fig 2.14: Contacto gengival

Assim, se durante a restauração, os contactos forem colocados demasiado gengivalmente, bucalmente ou a um nível demasiado oclusal, o tecido mole associado ao dente será perturbado e pode levar a alterações perigosas.

> **Área de contacto solta ou aberta:** "Uma área aumentada entre dentes adjacentes sem contactos interproximais, pode dever-se a uma posição anormal ou ausência de dentes, doença oral, hábitos orais ou desenvolvimento excessivo da frena". No entanto, foi observada uma relação significativa entre a impactação de alimentos e o tipo de contacto (maior impactação de alimentos em locais com contactos abertos ou soltos), e entre a impactação de alimentos e a profundidade de sondagem. Estes resultados ajudam a apoiar a noção de que a impactação de alimentos contribui para a doença periodontal.

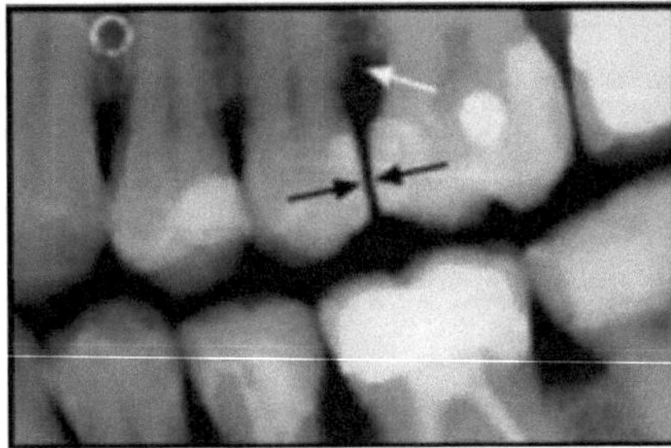

Fig. 2.15: Área de contacto aberta achatada

Um contacto frouxo ou aberto cria uma continuidade entre os espaços entre os dentes e com o colo interdentário. Todos os defeitos na área de contacto permitirão a impactação de alimentos e a acumulação de placa bacteriana, com os problemas periodontais e de cárie que os acompanham. Por conseguinte, a reprodução adequada do tamanho e da localização das áreas de contacto para imitar a dentição natural é essencial para o sucesso do tratamento e da restauração da superfície proximal.

Relações de contacto proximais defeituosas

As inflamações dos tecidos moles podem ser o resultado de irritação crónica devido a uma relação de contacto proximal defeituosa. Uma relação de contacto proximal aberta é frequentemente acompanhada por uma queixa principal de impactação de alimentos. Esta impactação alimentar pode resultar em dor na região dos tecidos moles, inflamação gengival e cáries interproximais. Eventualmente, observa-se perda óssea alveolar. Um contacto proximal aberto pode ser verificado visualmente e com o auxílio do fio dentário. O tratamento habitual consiste na limpeza completa da área e na colocação ou substituição de uma restauração para corrigir a relação de contacto. Muitas vezes, o contacto aberto é devido a uma restauração defeituosa e, por isso, pode ser remediado através da substituição dessa restauração. Ocasionalmente, um tratamento provisório satisfatório consiste em desbastar a parte proximal da restauração para abrir ainda mais o contacto, de modo a que os alimentos não fiquem retidos entre os dentes. Isto pode ajudar a aliviar o desconforto causado pela impactação de alimentos até que a restauração possa ser substituída. O contacto aberto pode ser causado por forças oclusais que empurram um dente para distal ou mesialmente, ou que separam dois dentes numa ampla abertura proximal. A correção da discrepância oclusal permite frequentemente que os dentes regressem às suas posições anteriores, fechando assim o contacto aberto. Caso contrário, pode ser necessária uma abordagem restauradora. Quando a oclusão é a causa do contacto aberto, mas não é corrigida antes da colocação de uma nova restauração, o novo contacto pode inicialmente ser fechado, mas depois tornar-se aberto. Assim, é importante avaliar cuidadosamente a oclusão.

As impressões clínicas sugerem que os contactos proximais soltos ou abertos são factores que contribuem para a formação de bolsas periodontais. No entanto, a literatura apresenta pontos de vista contraditórios sobre o assunto. Isto pode dever-se aos diferentes níveis de higiene oral das diferentes populações estudadas. Kepic et al (1978), por exemplo, não demonstraram qualquer diferença na degradação periodontal em locais com contactos proximais deficientes em comparação com locais satisfatórios, desde que fosse mantida uma higiene oral adequada. Larato et al (1971) avaliaram 121 crânios humanos adultos secos e verificaram que apenas 38 de 206 lesões intra-ósseas (18%) estavam associadas a factores capazes de causar impactação alimentar.

Contacto de abertura funcional

Um contacto funcionalmente aberto é um problema comum resultante de padrões oclusais alterados. Geralmente ocorre em relação a dentes muito restaurados, na maioria das vezes o dente terminal da arcada, onde foi colocada uma grande restauração com um material plástico direto. O recontorno da superfície oclusal é difícil nestas circunstâncias e é, em grande parte, o resultado de um trabalho de adivinhação. Devido à anatomia oclusal atípica e ao subsequente desvio e inclinação dos dentes opostos, pode desenvolver-se uma inclinação deflectiva entre as posições de oclusão cêntrica e de relação cêntrica. O doente pode fazer o contacto inicial em relação cêntrica entre uma inclinação mesial, voltada para o molar superior, e uma inclinação distal voltada para o molar inferior oposto. O molar superior move-se então ligeiramente para a distal, abrindo o contacto o suficiente para encaixar um pedaço de restos de comida fibrosa. Quando o doente abre a boca, o molar superior desloca-se novamente para mesial, prendendo os restos de comida, causando algum desconforto. No passado, esta situação foi designada por cúspide em êmbolo, mas trata-se de um termo incorreto porque a simples redução da altura de uma cúspide oposta não elimina necessariamente o problema.

Falha na estrutura do dente

- Cáries em curso

Existem vários factores que precisam de ser compreendidos relativamente aos perigos relacionados com a perda de estrutura dentária. Durante a restauração, a estrutura dentária pode falhar na margem da cavidade adjacente a uma restauração por uma variedade de razões, incluindo deixar uma margem sob carga oclusal direta ou introduzir microfissuras no esmalte durante a preparação da cavidade ou reprodução inadequada de contactos durante as restaurações. (Figuras 2.16). De qualquer forma, a falha pode levar ao desenvolvimento de mais cáries em relação a deficiências que permitem a acumulação de placa bacteriana ou, alternativamente, pode haver perda de estética ou função ou perda de conforto através da perda de estrutura dentária volumosa.

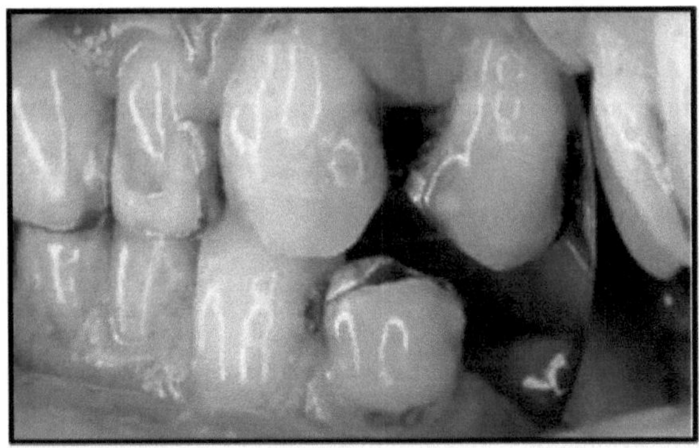

Fig. 2.16: A margem do esmalte ao longo do bordo oclusal falhou principalmente porque a margem da cavidade original foi alargada demasiado até à ponta da cúspide sem ter em conta

a carga oclusal.

Falha da margem do esmalte

Se for contemplada uma reparação limitada, é aconselhável considerar a oclusão e a resistência da estrutura dentária remanescente. Se a margem de esmalte falhou devido a uma carga oclusal indevida, então pode ser desejável estender a margem da restauração ainda mais, de modo a que a restauração assuma o stress em vez da quantidade limitada de esmalte remanescente. No entanto, isto pode implicar um redesenho completo ou a seleção de um material de restauração alternativo (Fig. 2.17). A falha na margem gengival na base de uma caixa proximal pode resultar da má colocação do material de restauração, mas é quase invariavelmente o resultado de cáries contínuas ou recorrentes (Fig. 2.18).

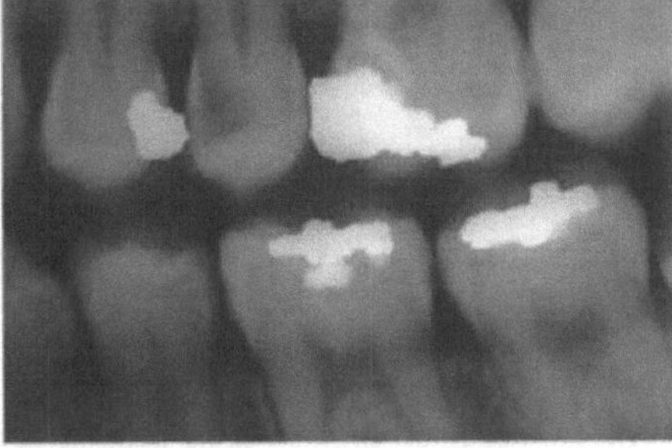

Fig. 2.17: A restauração de amálgama na mesial do molar superior está defeituosa. Isto é complicada pela margem saliente que encorajou a acumulação de placa bacteriana

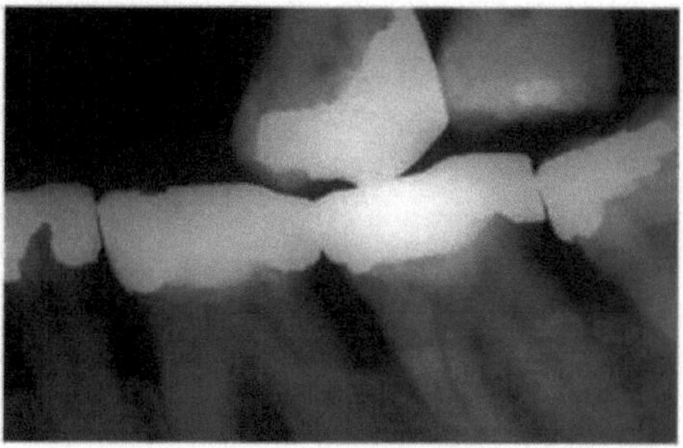

Fig. 2.18: Há mais cáries abaixo da margem gengival distal da restauração no segundo molar devido a uma técnica de colocação incorrecta.

Perigos associados à perda de contacto devido à falta de um dente

Quando um dente posterior é perdido e não é substituído, existe a possibilidade de desvio ou migração dos dentes opostos ou adjacentes. Qualquer movimento ocorrerá no primeiro ano após a perda do contacto normal e ocorrerá mais rapidamente e em maior grau na presença de doença periodontal ativa. O movimento abrandará depois e, numa boca saudável, cessará. No entanto, qualquer alteração na relação dente a dente entre as arcadas pode levar a alterações nos contactos durante as excursões laterais ou protrusivas ou a alterações na direção do deslizamento entre a relação cêntrica e a oclusão cêntrica.

A perda de um primeiro molar inferior, por exemplo, pode levar à inclinação mesial do segundo molar inferior, seguida de erupção excessiva do primeiro molar superior oposto (Fig. 2.22). A posição de oclusão cêntrica pode permanecer aparentemente confortável, mas o contacto inicial na posição de relação cêntrica pode então ser a crista marginal distal do segundo molar inferior contra a crista marginal distal do segundo molar superior. A mandíbula, de facto, pode ser empurrada para a frente, para cima e para um lado para alcançar uma posição de oclusão cêntrica e, ao fazê-lo, carregar a lingual dos dentes anteriores superiores, levando a um desgaste indevido das superfícies linguais ou à migração na presença de doença periodontal.

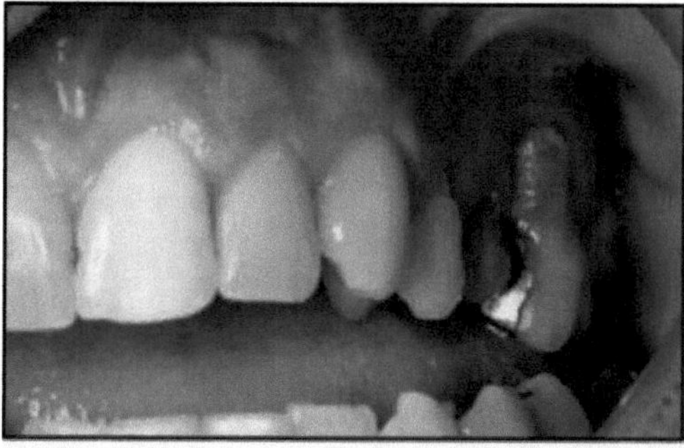

Fig 2.22: Lei Diagonal de Thielmann S. A perda do primeiro molar inferior levou à erupção excessiva
do primeiro molar superior oposto. Este dente interfere então com os movimentos excursivos
Este dente interfere então com os movimentos excursivos, na medida em que o incisivo

central superior diametralmente oposto sobre-erupcionou.

A deriva mesial é um fenómeno em que os dentes tendem a mover-se na direção mesial dentro da arcada com o objetivo de manter o contacto interproximal entre os dentes. Quando os dentes roçam uns contra os outros nos lados, nos pontos de contacto, ocorre um desgaste interproximal e o espaço criado é preenchido pelo movimento mesial/para a frente dos dentes para restabelecer o contacto.

Acredita-se que os contactos proximais ajudam a resistir a essa força e, quando são perdidos, os dentes tornam-se mais susceptíveis à migração mesial. Foi sugerido que os pacientes que exibem um padrão protrusivo de mastigação também podem estar em risco de desenvolver migração dentária anterior. A atividade parafuncional, como o bruxismo e o apertamento, pode resultar numa maior probabilidade de migração, embora não existam evidências que comprovem esta associação.

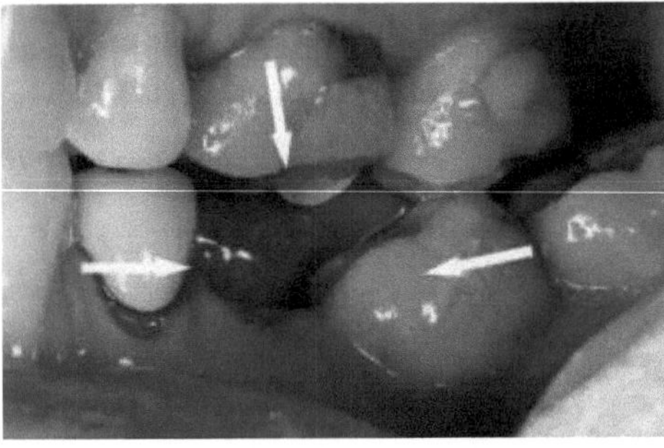

Fig. 2.23: Perda de contacto adequado devido à migração de dentes adjacentes devido à falta de um dente

Um estudo realizado por L. Helen et al. (2007) concluiu que os dentes mesiais ao local da extração tinham uma tendência para inclinar para distal. O grau de inclinação foi maior nos dentes superiores e em indivíduos com oclusão vestibular cúspide a cúspide. A rotação dos dentes mesiais ao local da extração foi mais prevalente na arcada inferior. A inclinação do dente distal ao local da extração foi extrema e verificou-se ser mais prevalente na arcada inferior. Além disso, a rotação dos dentes distal ao local da extração foi maior na arcada superior.

CAPÍTULO III

CONTORNOS E BORDADURAS

"Contorno é o termo utilizado para designar um certo grau de convexidades e concavidades na superfície facial/bucal e lingual/palatina de todos os dentes que proporcionam proteção ao tecido de suporte durante a mastigação".

As superfícies vestibular e lingual dos dentes possuem um certo grau de convexidade e proporcionam proteção e estímulo às estruturas de suporte durante a mastigação. A convexidade está geralmente localizada no terço cervical da coroa nas superfícies faciais de todos os dentes e nas superfícies linguais dos incisivos e caninos. As superfícies linguais dos dentes posteriores têm a sua altura de contorno no terço médio da coroa.

Papel do contorno:

As superfícies facial e lingual possuem um grau de convexidade que proporciona proteção e estimulação dos tecidos de suporte durante a mastigação.

A convexidade está geralmente localizada em

I. O terço cervical da coroa nas superfícies faciais de todos os dentes

II. As superfícies linguais dos incisivos e caninos.

As superfícies linguais dos dentes posteriores têm normalmente a sua altura de contorno no terço médio da coroa. Os contornos normais dos dentes actuam na deflexão dos alimentos apenas na medida em que os alimentos que passam estimulam (através de uma massagem suave) e não irritam (desgastam) os tecidos moles de suporte.

^ **Convexidades faciais e linguais:** Os contornos convexos na superfície facial e lingual dos dentes proporcionam proteção e estimulação à estrutura de suporte durante a mastigação.

^ **Concavidades faciais e linguais:** As concavidades na altura do contorno, quer estejam presentes nos dentes anteriores ou posteriores, estão envolvidas na relação oclusal estática e dinâmica, uma vez que determinam o caminho para os dentes entrarem e saírem da oclusão cêntrica.

Contornos fisiológicos das coroas dentárias, facial e lingualmente

Os exames mostram que todas as coroas dentárias, quando vistas a partir das faces mesial ou distal, apresentam curvaturas bastante uniformes nos terços cervicais e nos terços médios para vestibular ou para vestibular ou lingual, dependendo dos dentes examinados. Estes contornos têm grande importância em relação à proteção e estimulação da gengiva. No entanto, as evidências não contradizem a possibilidade de que a impactação de alimentos ou trauma pode ocorrer como resultado de contornos "defeituosos". Assim, a importância relativa do contorno no trauma, na impactação de alimentos e, ocasionalmente, no início de uma resposta inflamatória localizada não pode ser negligenciada. A adaptação marginal da gengiva e a limpeza doméstica e profissional têm um significado muito maior para a saúde gengival. O terço cervical da formação das coroas é a área de fixação dos tecidos moles. A ligação epitelial dos tecidos moles aos dentes, que em breve será descrita mais detalhadamente, encontra-se inteiramente na área do terço cervical das coroas, ou seja, nas cristas cervicais.

Em pessoas jovens, e em algumas mais velhas, a maior parte da curvatura fica abaixo da crista gengival. Em pessoas mais velhas, a JCE pode ser visível ou pode estar logo abaixo da crista gengival, com a maior parte da curvatura proeminente exposta. Todas as curvaturas protectoras são mais funcionais quando os dentes estão devidamente alinhados. Deve ser bastante claro que quando os dentes estão mal posicionados, as suas curvaturas são deslocadas e podem ser ineficazes. As curvaturas nas superfícies vestibular, labial e lingual de todos os dentes maxilares e nas superfícies vestibulares dos dentes posteriores mandibulares são bastante uniformes; a curvatura média é de cerca de 0,5 mm. Os dentes posteriores mandibulares têm uma curvatura lingual de aproximadamente 1 mm, com a crista da curvatura no terço médio da coroa em vez de no terço cervical. Ocasionalmente, os dentes posteriores maxilares têm curvaturas semelhantes no aspeto lingual . Embora a extensão da curvatura varie em diferentes indivíduos, aparentemente não é normal que as curvaturas dos dentes permanentes se estendam até 1 mm para além da linha cervical; normalmente a curvatura é menor. Um contorno correto permite uma estimulação adequada dos tecidos de suporte, resultando numa condição saudável. Fig. 3.1 e 3.2.[13]

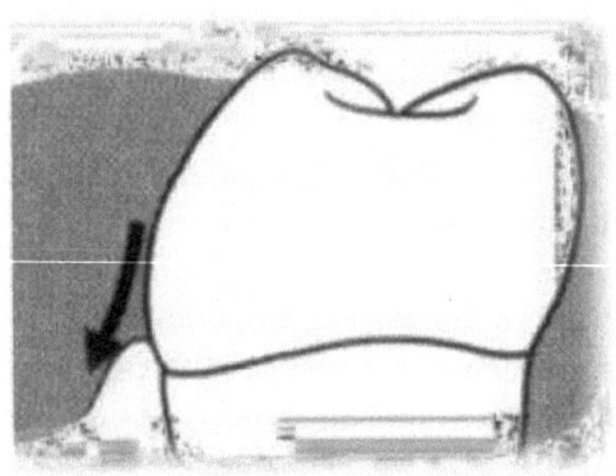

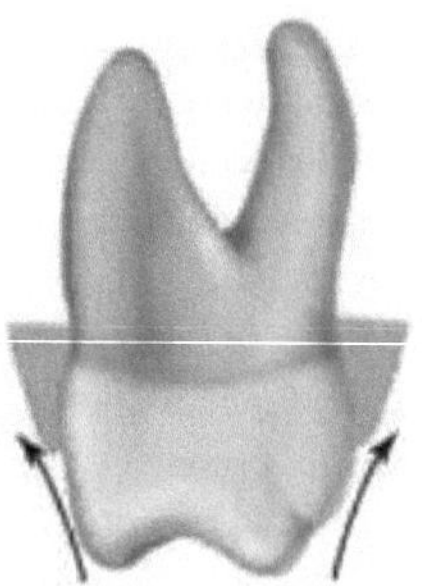

Fig 3.1 & Fig 3.2: Curvaturas normais encontradas no molar superior.
A seta indica o percurso teórico dos alimentos durante a mastigação

^ **Contornos proximais adjacentes à zona de contacto**: Os contornos proximais adjacentes à área de contacto são os espaços em forma de "V" também chamados de embrasures. As embrasures servem de caminho para a passagem de alimentos que são passados para a superfície oclusal pelo movimento do tecido facial e da língua.

Importância

- Permite e fornece uma estimulação adequada para os tecidos de suporte durante a mastigação.
- Mantém a saúde da gengiva.
- Tornar a área auto-limpável.
- Mantém a relação mesiodistal normal entre os dentes.
- Preserva a saúde do periodonto.
- Evita a impactação dos alimentos.
- Melhora a longevidade das restaurações proximais.
- Mantém a relação mesiodistal normal dos dentes na arcada dentária.

A forma correta das superfícies proximais dos dentes é tão importante para a manutenção da saúde dos tecidos periodontais como a forma correta das superfícies facial e lingual. A altura proximal do contorno serve para proporcionar contactos com as superfícies proximais dos dentes adjacentes, prevenindo assim a impactação de alimentos, e também ajuda a proporcionar um espaço de embrasamento adequado (imediatamente apical aos contactos) para o tecido gengival, osso de suporte, vasos sanguíneos e nervos que servem as estruturas de suporte.

Diferentes riscos relacionados com contornos incorrectos:

Convexidades faciais e linguais - os contornos convexos nas superfícies faciais e linguais dos dentes proporcionam proteção e estimulação das estruturas de suporte durante a mastigação. Direcionam os alimentos para o vestíbulo bucal, palato ou língua, ao mesmo tempo que estimulam os tecidos moles circundantes através de uma massagem suave, em vez de os irritar.

Se as curvaturas forem demasiado contornadas, os tecidos de suporte recebem normalmente uma estimulação inadequada pela passagem dos alimentos. O sobrecontorno tende a ter um efeito mais prejudicial do que a falta de contorno quando falamos de saúde periodontal porque altera a acumulação de placa supragengival e subgengival. Normalmente, as coroas de porcelana fundida com metal são sobrecontornadas devido a uma redução facial inadequada. Este excesso de contorno interfere com o efeito de selagem da gengiva contra o dente e com o mecanismo de auto-limpeza do sulco gengival. As curvaturas excessivamente contornadas podem criar um ambiente favorável à acumulação e crescimento de bactérias cariogénicas e produtoras de placa bacteriana na margem gengival; apicalmente à altura do contorno. Isto resulta numa inflamação crónica da gengiva. Foi revelado que existe sempre mais perigo inerente em superfícies faciais e linguais demasiado convexas do que subconvexas. Morris, relatou a resposta do tecido gengival em torno de dentes preparados para coroas artificiais que tinham perdido as suas coroas temporárias. Verificou-se que estavam rodeados por gengiva saudável sem placa na região cervical, em comparação com a aproximação de dentes não preparados. É comum as coroas de porcelana fundida ao metal apresentarem um contorno excessivo devido à redução facial inadequada. Este contorno interfere com o efeito de selagem da gengiva contra o dente e com o mecanismo de auto-limpeza do sulco gengival. Fig. 3.3 e 3.4.

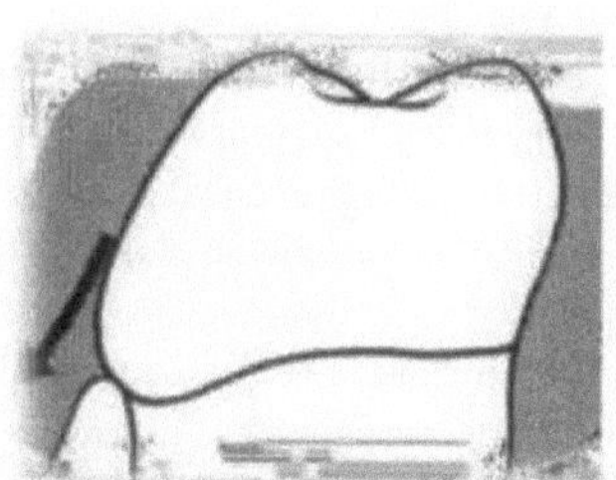

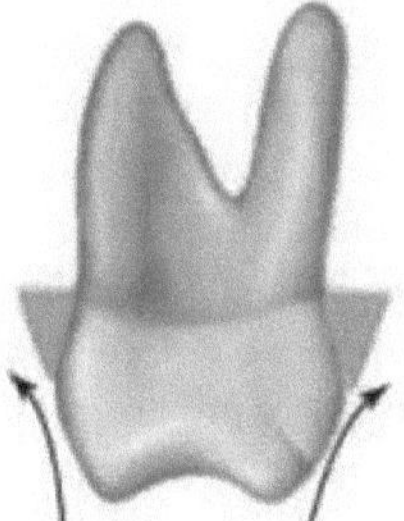

Fig 3.3 & Fig 3.4: Curvaturas excessivamente contornadas. Molar com curvatura superior à normal.

Concavidades **faciais e linguais -** As concavidades oclusais à altura do contorno estão envolvidas nas relações oclusais estáticas e dinâmicas, uma vez que determinam os caminhos para os dentes entrarem e saírem da oclusão cêntrica. As concavidades mal localizadas conduzem a contactos prematuros durante os movimentos mandibulares e as concavidades excessivas podem convidar à extrusão, rotação ou inclinação dos elementos cúspides oclusivos para relações não fisiológicas com os dentes opostos.

As concavidades apicais à altura do contorno, expostas terapêutica ou patologicamente, são essenciais para a manutenção adequada dos novos componentes do periodonto adjacente e devem ser iniciadas numa restauração. As concavidades deficientes nestes locais podem criar saliências nas restaurações e as concavidades excessivas diminuem a possibilidade de um controlo bem sucedido da placa bacteriana nas áreas extremamente retentivas de placa bacteriana. Curvaturas com contorno insuficiente podem resultar em traumas no aparelho de fixação. Os contornos da coroa proximal são geralmente planos ou côncavos. Isto proporciona um espaço de embrasamento adequado para a gengiva interdentária e permite espaço para a remoção da placa bacteriana. O ângulo da linha de transição (a área entre a superfície proximal e a superfície facial ou lingual) também é geralmente plano ou côncavo para formar a abertura para o espaço de embrasure e alojar o tecido interdentário. O ângulo da linha de transição é uma consideração importante na preparação dos dentes e nas restaurações de coroas completas. Se for incorretamente restaurado, afectará negativamente a gengiva. Fig (3.6 & 3.6).

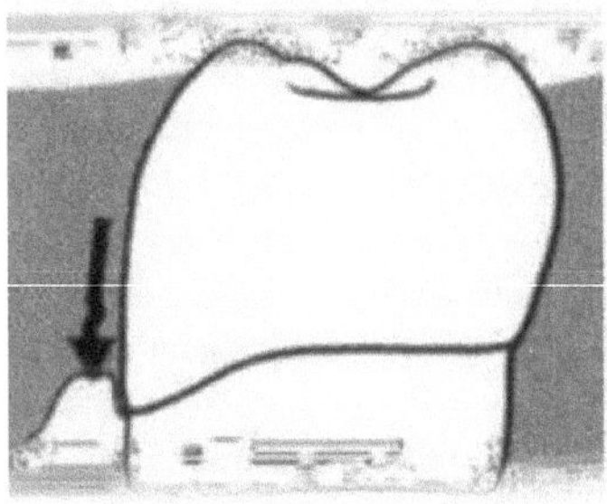

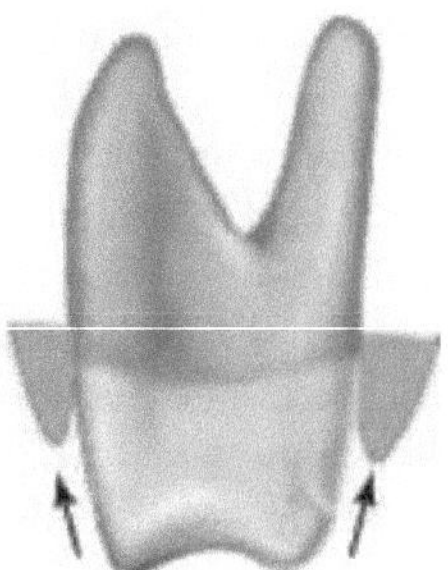

Fig 3.5 & Fig 3.6: Curvaturas sub-contornadas. Se o molar apresentar pouca ou nenhuma curvatura, há
existe a possibilidade de impactação de alimentos.

Contornos proximais - Para além de criar uma área de contacto adequada, é também essencial restaurar um contorno adequado adjacente à área de contacto. Os contornos proximais da coroa são geralmente planos ou côncavos. Isto proporciona um espaço de embrasamento adequado para a gengiva interdentária e permite espaço para a remoção da placa bacteriana. O ângulo da linha de transição também é geralmente plano ou côncavo para formar a abertura para o espaço de embrasure e alojar o tecido interdentário. O fabrico de uma restauração que não reproduza as concavidades e convexidades que ocorrem naturalmente neste local conduzirá a saliências e sub-saliências da restauração, impactação vertical e horizontal de detritos e impacto nas estruturas periodontais adjacentes. Os embrasures demasiado estreitos predispõem os dentes e as estruturas de suporte a tensões mais fortes, enquanto que os embrasures demasiado largos oferecem pouca proteção aos tecidos moles subjacentes.

Contornos incorrectos nas restaurações

As saliências cervicais, bem como as superfícies proximais de restaurações com contorno excessivo ou insuficiente, também podem provocar a mesma queixa principal de impactação de alimentos e dor nos tecidos gengivais.

As restaurações com saliências cervicais ou superfícies proximais sobrecontornadas colidem com o espaço normalmente ocupado pela gengiva. Ocorre inflamação, dor e aprisionamento de alimentos.

Por vezes, as restaurações podem ser recontornadas na boca. A decisão de recontornar em vez de substituir é normalmente tomada avaliando a solidez geral da restauração, o potencial trauma para o dente e tecidos moles circundantes causado pelo recontorno e o tempo, trauma e probabilidade de melhorar a situação se a restauração fosse substituída. Se for escolhida a substituição, os procedimentos de tratamento devem ser revistos com o objetivo de evitar que este erro se repita.

Se o recontorno proximal de uma restauração existente for possível e for escolhido, pode ser efectuado utilizando uma variedade de métodos. 18 Limas, como os aparadores Rhein, podem ser utilizadas para reduzir as áreas sobrecontornadas. Os cinzéis Wedelstaedt e/ou uma lâmina Bard-Parker no. 12 podem ser usados para "esculpir" o material em excesso, em áreas de acesso conveniente, por exemplo, anterior à mesial dos primeiros molares.

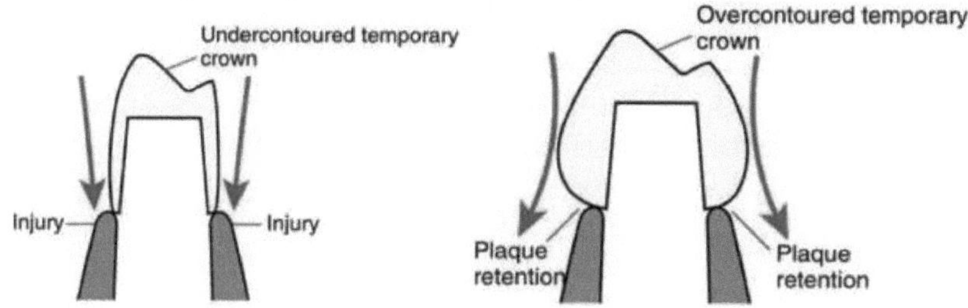

Assim, durante a restauração de dentes ou a construção de um contacto proximal entre dentes adjacentes, deve estar presente uma compreensão detalhada da forma ideal do contorno e da sua localização em relação aos tecidos moles. Um contorno correto permite uma estimulação adequada dos tecidos de suporte, resultando em condições saudáveis. Isto, por sua vez, proporciona apoio ao dente pelos tecidos duros e moles e não permite o alojamento de alimentos na área gengival.

Embrasures

Quando dois dentes da mesma arcada estão em contacto, as suas curvaturas adjacentes às áreas de contacto formam espaços de escoamento chamados Embrasures. É o espaço aberto entre as superfícies proximais de dois dentes adjacentes da mesma arcada, onde estes divergem facial ou lingualmente, e incisal (oclusal) ou cervicalmente da área de contacto. As embrasuras são nomeadas de acordo com a sua localização, que depende do aspeto a partir do qual os dentes estão a ser vistos. Quando se observam os dentes pelo lado facial ou lingual, as duas embrasuras que podem ser observadas são a incisal (oclusal) e a cervical (gengival). A incisura cervical corresponde ao espaço interproximal e é normalmente maior em área do que a incisal (oclusal). Quando se observam os dentes a partir do aspeto incisal ou oclusal, as duas reentrâncias visíveis são denominadas reentrâncias vestibulares (labiais) e linguais.

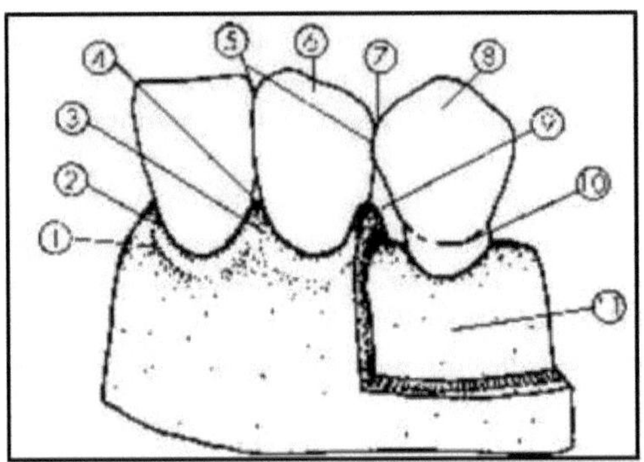

Fig. 3.2: Diferentes pontos de localização no dente e nas estruturas de suporte

> <u>Interpretação da numeração na figura (3.2)</u>:

1. Gengiva marginal10. Linha Cervical (CEJ)
2. Linha gengival 11. Osso alveolar
3. Papila interdental
4. Embrasamento gengival
5. Área de contacto
6. Coroa clínica
7. Embrasamento Incisal/Oclusal
8. Coroa anatómica
9. Espaço interproximal

A forma das caneluras serve dois propósitos: (1) fornece um escoadouro para os alimentos durante a mastigação, uma forma fisiológica que reduz as forças exercidas sobre os dentes durante a redução de qualquer material que ofereça resistência; e (2) evita que os alimentos sejam forçados através da área de contacto. Quando os dentes se desgastam até à zona de contacto, de modo a não nenhuma embrasura, especialmente nos incisivos, os alimentos são empurrados para a zona de contacto, mesmo quando os dentes não estão móveis.

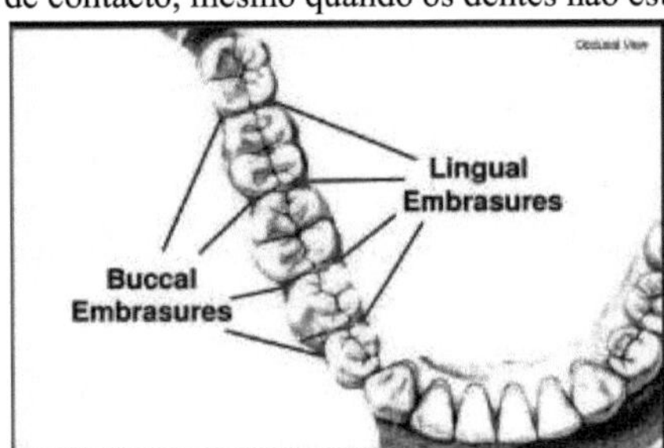

Fig 3.3: Embrasures vestibulares e linguais

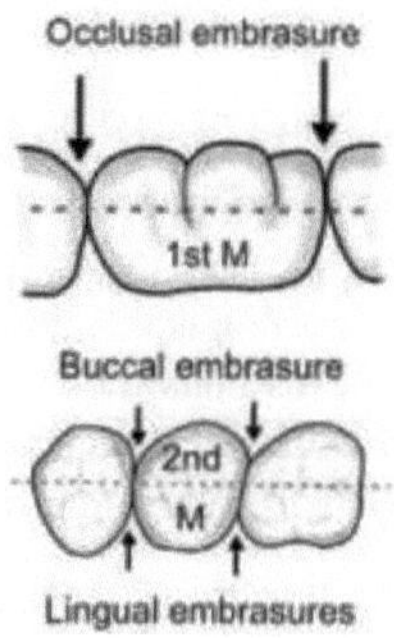

Fig 3.4: Embrasaduras oclusais, bucais e linguais

Os espaços de embrasamento são classificados em três tipos diferentes:

Tipo I - A papila gengival preenche completamente o espaço de embrasure.

Tipo II - A papila gengival preenche parcialmente o espaço do embrasure, devido à recessão papilar.

Tipo III - O espaço do embrasure não está preenchido. A papila gengival recuou muito ou perdeu-se completamente. (Fig. 3.5)

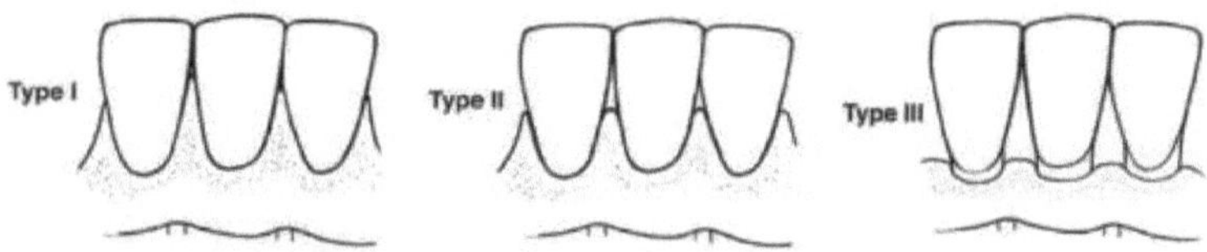

Fig 3.5: Tipos de espaços de embrasamento

Os embrasures são classificados em função da sua forma como

i. **Tipo cónico**: Este tipo de embrasadura apresenta uma grande variação em relação aos outros tipos.

- Neste tipo, os rebordos incisais e labiais são quase insignificantes.
- Os espaços gengivais e linguais entre os dentes anteriores são os mais largos e mais longos da boca, enquanto os espaços vestibulares são pequenos.
- Os sulcos linguais são longos, com largura média e os sulcos gengivais entre os dentes posteriores são largos e longos.

ii. **Tipo quadrado**: Os entalhes incisal, lingual, oclusal e vestibular são insignificantes.

- Os rebordos gengivais quase não são perceptíveis, se encontrados, são muito estreitos e planos.
- Os encaixes linguais são muito estreitos e compridos.

iii. **Tipo ovoide**: Os entalhes incisal, vestibular, labial e oclusal são mais largos e profundos do que outros.

- Os rebordos gengivais e linguais são curtos e largos.

Assim, os espaços de embrasadura são de grande importância quando dois dentes estão em contacto e a perda destes espaços de embrasadura durante os procedimentos de restauração ou por qualquer razão patológica pode causar problemas graves nos tecidos moles. Assim, durante a restauração e a reprodução da estrutura dentária, é muito importante ter em atenção os tecidos moles e os espaços de contorno.

CAPÍTULO IV

TIPOS DE CONTACTOS E CONTORNOS

O contacto e os contornos de cada dente variam de um indivíduo para outro ou de um dente para outro; o que se segue fornece uma breve descrição das caraterísticas fisioanatómicas gerais do contacto normal, contorno e estruturas relacionadas. Estas podem ser usadas como orientação para reproduzir o contacto e os contornos na restauração. De acordo com a sua forma geral, os dentes podem ser divididos em três tipos, tendo cada um as suas próprias caraterísticas físicas na área de contacto e estruturas relacionadas.

Dentes cónicos:

Numa direção inciso-apical, o contacto de um incisivo central e lateral cónico do maxilar começa incisivamente
perto dos bordos incisais. Numa direção labio-lingual, começam ligeiramente labialmente aos bordos incisais. O canino afilado é muito angular, com a área mesial próxima dos bordos incisais e a área de contacto distal próxima do centro da superfície distal. O tipo de canino afilado é também angular, possuindo as coroas, constringidas cervicalmente e com cúspides longas. O contacto afilado nos bicúspides pode formar de um terço a metade de toda a altura da coroa. Como essas coroas afunilam para lingual, as áreas de contacto ocorrem para vestibular, começando quase no ângulo axial vestibular do dente. Uma vez que quase todas estas áreas de contacto começam aproximadamente 1 mm gengivalmente a partir da crista das cristas marginais, o contacto bicúspide deste tipo de dente será encontrado apenas gengivalmente a partir da junção do terço oclusal e médio da coroa. (Fig. 4.1)

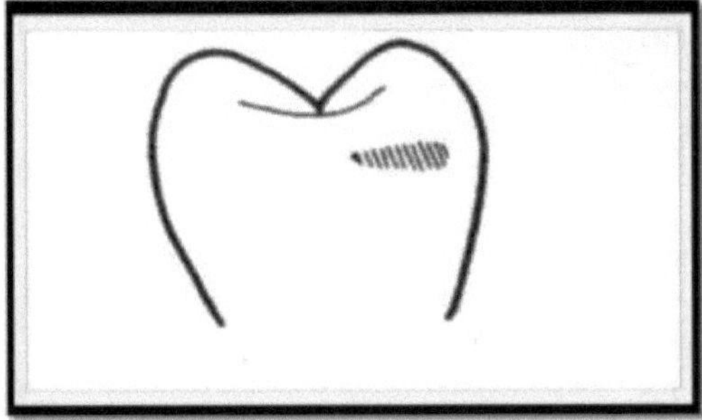

Fig. 4.1: Dentes cónicos

O contacto mesial do molar cónico aproxima-se do ângulo axial mesio-bucal do dente, no sentido vestibulolingual, e de um terço a metade das distâncias da superfície oclusal à junção cemento-esmalte do dente, no sentido ocluso-gengival. O contacto distal dos molares desloca-se para lingual, para o terço médio, no sentido vestíbulo-lingual, e encontra-se a meio do comprimento da coroa, no sentido ocluso-gengival. O deslocamento lingual do contacto é mais notório nos molares mandibulares do que nos maxilares.

O contorno proximal dos dentes do tipo cônico tem uma caraterística comum: A partir da JEC, a superfície apresenta uma concavidade quase até às áreas de contacto, sendo visivelmente convexa a partir daí até à crista das cristas marginais. As concavidades são mais pronunciadas na superfície mesial do que na distal.

A embrasura no dente cónico apresenta uma grande variação em relação aos outros tipos.

- As bordas incisais e labiais são quase insignificantes.
- Os espaços gengivais e linguais entre os dentes anteriores são os mais largos e longos da boca.
- As embrasuras bucais são pequenas.
- Os encaixes linguais são longos, com largura média.
- Os rebordos gengivais entre os dentes posteriores são largos e compridos.

Tipo de quadrado:

Este tipo de dente é volumoso e angular, com contorno pouco arredondado. Como há pouca constrição cervical, as suas superfícies proximais são desprovidas de curvas.

Os contactos dos incisivos estão alinhados com os bordos incisais, labio-lingualmente e estendem-se quase até ao ângulo da linha incisal incisalmente. Estes dentes estão frequentemente em contacto com os seus vizinhos num plano em vez de num ponto, que varia de 0,5 a 3 mm. Os contactos cúspides estão relativamente próximos dos bordos incisais e alinhados com eles labio-lingualmente. Os contactos posteriores são áreas largas no tipo quadrado dos dentes. Como os dentes têm cúspides relativamente curtas, o limite oclusal dos contactos posteriores encontra-se no terço oclusal da coroa. A configuração dos dentes bicúspides e molares coloca a extensão vestibular do contacto bem no terço vestibular. A extensão lingual do contacto dos molares superiores pára normalmente no terço médio, enquanto a extensão gengival raramente está a mais de 1 mm da JCE. (Fig. 4.2)

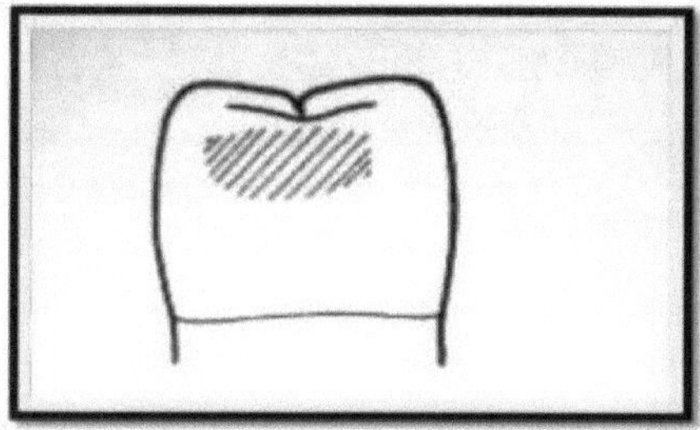

Fig 4.2: Dentes de tipo quadrado

Os contactos mesiais estão mais próximos do ângulo axial vestibular do que os distais. Os contactos mesiais dos molares inferiores podem medir de 1 a 4 mm vestíbulo-lingualmente e estar desde a linha de contacto até metade da altura da coroa ocluso-gengivalmente. Se forem áreas pequenas, encontrar-se-ão na linha média da coroa, vestíbulo-lingualmente, e no terço oclusal, oclusogengivalmente. Se forem áreas grandes, ocuparão um terço a dois terços da dimensão vestibulolingual e estender-se-ão desde o bordo inferior da crista marginal até à JCE oclusogengivalmente.

Os contornos proximais dos dentes do tipo quadrado têm a tendência de se tornar um plano em vez de uma superfície curva. As concavidades buco-linguais são encontradas ocasionalmente nas superfícies mesiais dos primeiros bicúspides superiores, primeiros e segundos molares, e na superfície mesial do primeiro molar inferior. As superfícies distais são geralmente planas ou ligeiramente convexas. A convexidade que cria as cristas marginais desaparece no contacto e o resto da superfície na direção gengival é normalmente plana.

Tipo ovoide:

O tipo ovoide do dente é um tipo de transição entre os tipos cónico e quadrado. As suas superfícies são principalmente convexas, mas raramente podem ser côncavas. Numa direção inciso-gengival, os contactos mesiais dos incisivos começam a cerca de 1/4 da altura da coroa a partir de os bordos incisais. Numa direção labio-lingual, começam ligeiramente para lingual em relação aos seus bordos mesiais. O contacto distal dos incisivos tem a mesma posição labio-lingual, mas pode encontrar-se a 1/3 a metade da altura da coroa a partir do bordo incisal numa direção inciso-gengival. Enquanto os dentes posteriores ovóides têm cúspides comparativamente curtas, verifica-se que a convexidade das cristas marginais leva os contactos quase até ao meio da altura da coroa. Nos molares, a proeminência da cúspide mesio-bucal, juntamente com a convexidade vestíbulo-lingual, coloca a extensão vestibular do contacto mesial na junção dos terços vestibular e médio das coroas. A extensão vestibular dos contactos distais encontra-se alinhada com os sulcos centrais na superfície oclusal da coroa. (Fig. 4.3)

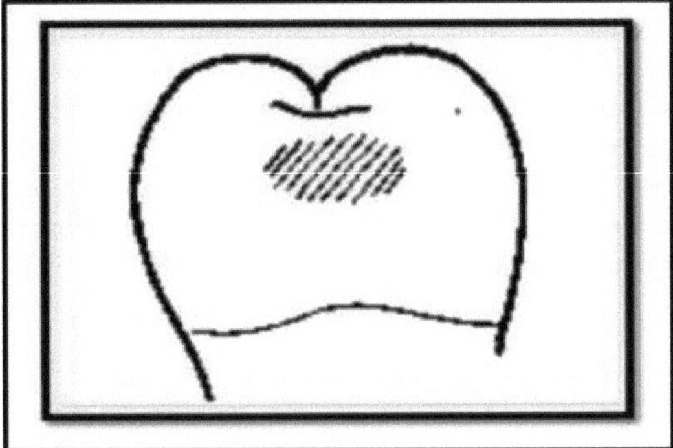

Fig. 4.3: Dentes do tipo ovoide

Os contornos proximais dos dentes anteriores ovóides são convexos desde o ângulo incisal até a JEC. Os dentes bicúspides do tipo ovoide são frequentemente em forma de sino, com a superfície convexa a correr da crista das cristas marginais quase até à junção cementária, onde se fundem através de uma superfície ligeiramente côncava para uma união com as superfícies radiculares. As superfícies mesiais dos molares ovóides apresentam áreas convexas que são menos extensas do que aquelas nas superfícies distais.

Assim, o conhecimento do tipo de contacto e do contorno de cada dente é importante para obter uma réplica fácil durante a restauração proximal e que, em relação a esta, também desempenha todas as funções naturais necessárias para manter a questão dura e mole numa relação harmoniosa.

CAPÍTULO V

CRISTAS MARGINAIS

As cristas são quaisquer elevações lineares e planas nos dentes que são nomeadas de acordo com a sua localização. A maior parte da estrutura dentária na superfície oclusal no ponto de contacto dos dentes posteriores é designada por crista marginal. Existem duas cristas marginais, mesial e distal, presentes em todos os dentes. Nos dentes anteriores, elas estão localizadas nas bordas mesial e distal da superfície lingual; nos dentes posteriores, elas estão localizadas nas bordas mesial e distal da superfície oclusal. As cristas marginais dos dentes posteriores são consideradas de importância primordial para fornecer resistência estrutural à coroa. A crista marginal é uma crista elevada e arredondada que forma as margens mesial e distal das superfícies oclusais dos pré-molares e molares e as margens mesial e distal das superfícies linguais dos incisivos e caninos. A reabilitação satisfatória de uma superfície proximal devido à falta de estrutura dentária requer uma colocação exacta da crista marginal.
A crista marginal tem uma maior espessura de esmalte do que outras áreas. A perda de uma ou mais cristas marginais enfraquece o dente. É imperativo ter um rebordo marginal de dimensão adequada, compatível com a anatomia oclusal, criando uma fossa triangular adjacente pronunciada e uma embrasura oclusal. O rebordo marginal deve sempre formar-se em dois planos bucolingualmente, encontrando-se num ângulo muito obtuso. Esta caraterística é essencial quando uma cúspide funcional oposta oclui com o rebordo marginal. Estas caraterísticas essenciais são necessárias para evitar o acúmulo de alimentos que causam danos ao periodonto.

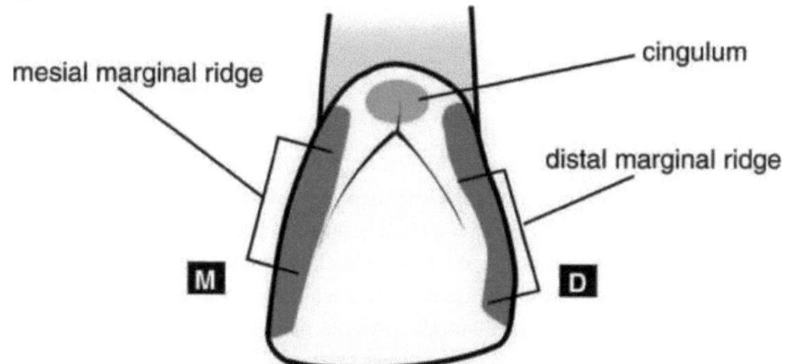

Fig. 5.1: Posição da crista marginal em dentes anteriores

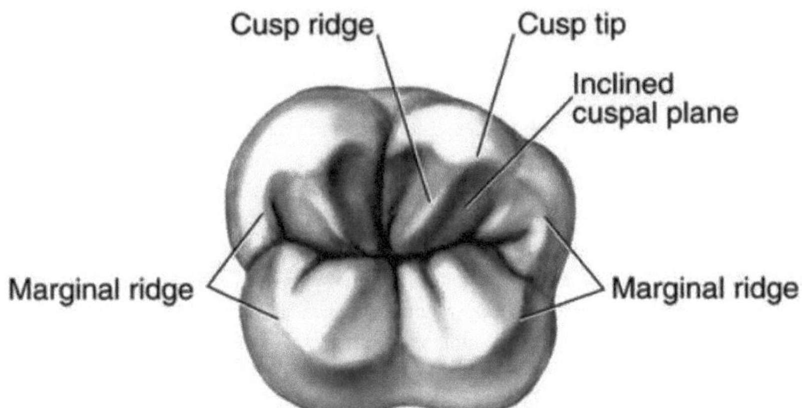

Fig. 5.2: Posição da crista marginal nos dentes posteriores

Papel das cristas marginais

Os rebordos marginais desempenham um papel importante na resistência e dissipação das tensões oclusais. A forma correta da crista marginal compatível com o dente adjacente e também com o seu próprio ambiente é importante durante a escultura da restauração posterior. Esta caraterística é essencial quando uma cúspide funcional oposta oclui com a crista marginal. A crista marginal é considerada fundamental para a capacidade do dente de resistir a cargas oclusais funcionais e parafuncionais sem danos. Uma crista marginal com estas especificações é essencial para o equilíbrio dos dentes na arcada, para a prevenção da impactação de alimentos proximalmente, para a proteção do periodonto, para a prevenção de cáries recorrentes e de contacto e para ajudar na mastigação eficiente.

Importância da crista marginal

Em geral, as cristas marginais ajudam a manter o equilíbrio dos dentes na arcada dentária, evitam a impactação de alimentos interproximalmente e ajudam a uma mastigação eficiente.

Na dentisteria restauradora, é imperativo ter um rebordo marginal de dimensões adequadas, ou seja, compatível com a dimensão da anatomia da cúspide oclusal, criando uma fossa triangular adjacente pronunciada e produzindo um encaixe oclusal adjacente. Além disso, um rebordo marginal deve ser sempre restaurado em dois planos: bucolingual e cérvico-oclusal. Ao efetuar uma restauração de classe II, as cristas marginais adjacentes devem ser compatíveis em altura.

A experiência da Vale provou que a resistência à fratura de um dente diminui consideravelmente quando as cristas marginais estão envolvidas e a distância inter-cúspide é aumentada. A preparação da cavidade mesio-ocluso-distal (MOD) provoca uma redução significativa na resistência do dente devido à perda das cristas marginais e das microfracturas causadas pelas forças oclusais aplicadas.

S Shahrbaf, B Mirzakouchaki SS Oskoui, MA Kahnamoui (2007) estudaram o efeito da espessura da crista marginal na resistência à fratura de pré-molares maxilares restaurados com compósito e tratados endodonticamente. Nesta investigação, com base na carga estática, a preservação de uma crista marginal mesial com espessuras de 2 mm, 1,5 mm e 1 mm em pré-molares superiores restaurados com compósito e tratados endodonticamente pode ajudar a preservar a resistência à fratura dos dentes. No entanto, uma espessura de 0,5 mm da crista marginal mesial não conserva totalmente a resistência dos dentes restaurados ao nível dos dentes intactos.

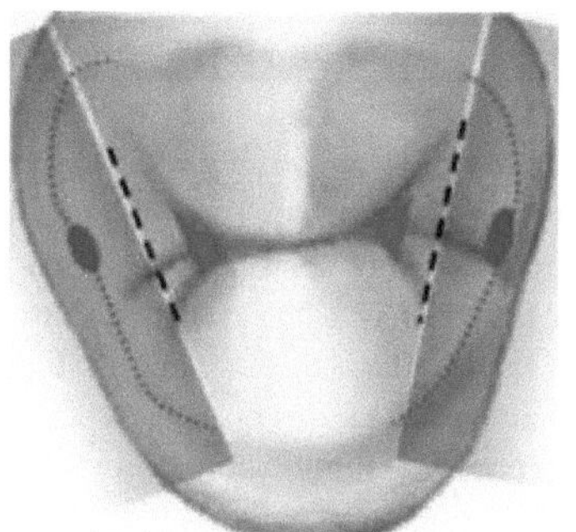

Fig. 5.3: Extensão da crista marginal

Incompatibilidade da crista marginal

A parte da crista marginal da restauração deve ser compatível com a crista marginal adjacente. Quando estamos a restaurar uma cavidade de Classe II, quer seja MO, DO ou MOD, ambas as cristas devem estar aproximadamente ao mesmo nível e apresentar uma forma de embrasura oclusal correta para a passagem de alimentos para as superfícies facial e lingual e para uma área de contacto proximal adequada. Se os rebordos marginais forem incompatíveis e estiverem associados a uma má saúde dos tecidos, à impactação de alimentos ou à incapacidade do paciente para usar o fio dental, a restauração é defeituosa e deve ser recontornada ou substituída. Se não forem reproduzidas cristas marginais com uma largura adequada e alturas iguais adjacentes, a restauração torna-se propensa a fracturas, o que leva a uma perturbação do equilíbrio entre a relação dos tecidos duros e moles. Existem várias outras condições, tais como a ausência de cristas marginais na restauração, cristas marginais com grandes rebordos oclusais, cristas marginais adjacentes de altura incompatível, crista marginal sem fossa triangular adjacente e crista marginal sem rebordo oclusal, que podem ser perigosas para a estrutura dentária e para os tecidos moles e duros adjacentes. Estes são brevemente desenvolvidos nos capítulos seguintes.

Assim, é de extrema importância uma compreensão completa do rebordo marginal, da força estrutural que este proporciona ao dente e da abordagem conservadora necessária para o preservar durante a preparação da cavidade.

CAPÍTULO VI

FORÇAS QUE ACTUAM SOBRE AS RESTAURAÇÕES

O projeto de qualquer estrutura requer a necessidade de prever a tensão que se desenvolverá na estrutura sob as cargas aplicadas previstas. Em muitos aspectos, a conceção das estruturas para o ambiente oral é das mais exigentes devido à complexidade das cargas funcionais e parafuncionais. No entanto, apesar destas condições especiais, todos os tecidos e estruturas dentárias seguem as mesmas leis da física que qualquer outro material e estrutura. Toda a análise e projeto estrutural requer o conhecimento da força que será aplicada e das propriedades mecânicas dos materiais dentários que devem suportar essas forças, uma vez que a maioria dos materiais de restauração suporta forças em serviço durante a mastigação e o fabrico.

Força: Um dos conceitos fundamentais da física, uma força é qualquer interação que tende a alterar o movimento de um objeto. "Qualquer força individual é apenas um aspeto de uma interação mútua entre dois corpos." (Halliday, Resnick & Krane 2001)

> Existem duas formas de força:

I. Força aplicada

- Uma força aplicada é um empurrão ou um puxão que provoca a aceleração de um objeto.
- As forças aplicadas podem ser por contacto direto ou à distância.

II. Força resistiva

- Uma força de resistência resiste ao movimento ou a uma alteração do movimento.
- As forças resistivas são basicamente passivas, o que significa que são o resultado de uma força ativa ou aplicada.
- Uma força tem sempre de envolver dois objectos que actuam um sobre o outro.
- É medido na unidade SI de Newton e representado pelo símbolo F.
- A unidade de força é o quilograma, m/s^2 ou Newton.

Forças na estrutura dentária:

Uma das aplicações mais importantes da física em medicina dentária é o estudo da força aplicada aos dentes e às restaurações dentárias. Existem inúmeros relatórios na literatura dentária que descrevem a medição da força de mordedura nos dentes. As forças máximas relatadas variam de 200 a 240N (45 a 550 lb).

Foram utilizados numerosos instrumentos para efetuar esta medição, incluindo extensómetros e dispositivos telemétricos, suficientemente pequenos para serem incorporados nas restaurações dentárias, de modo a restabelecer a forma e a função dos dentes danificados devido a cáries, traumatismos, etc.

Forças normais de mordedura:

- A força de mordida é um indicador do estado funcional do sistema mastigatório que resulta
da ação dos músculos elevadores da mandíbula modificados pela biomecânica craniomandibular.
- De acordo com vários estudos experimentais efectuados em adultos por Pereira et al. tem Foi demonstrado que as forças de mordida diminuem dos molares para os incisivos. Bakke et al. referiram que a força de mordida diminui com a idade após os 25 anos nas mulheres e após os 45 anos nos homens. Outro estudo realizado por Ferrario et al. registou valores de força de mordida mais elevados nos homens e explicou este resultado pelo seu maior tamanho dentário, que apresenta maiores áreas de ligamento periodontal e pode proporcionar uma

maior força de mordida. Alkan et al referiram que as capacidades de mordida dos indivíduos com periodonto saudável eram significativamente mais elevadas do que as das pessoas com periodontite crónica. Bakke et al sugeriram que o número de contactos oclusais é um determinante mais forte da ação muscular e da força de mordida do que o número de dentes. Kampe et al analisaram as medições da força de mordida oclusal em indivíduos com e sem obturações dentárias nos dentes molares e incisivos. Os indivíduos com obturação dentária apresentaram uma força de mordida significativamente menor na região dos incisivos. Com base nos dados obtidos nesse estudo, propuseram que, hipoteticamente, tal se poderia dever às alterações adaptativas causadas pelas obturações dentárias. Além disso, Shinogaya et al investigaram a força de mordida em crianças, tendo sido estudados 783 rapazes e raparigas. Foram incluídas crianças dos 6 aos 17 anos e observou-se que havia um aumento da força de 235 a 494N (53 a 111 lb) à medida que a idade avançava, sendo o aumento médio anual da ordem dos 22,2N (5lb).

Forças que actuam sobre os dentes:

^ **Forças e respostas:**

- As forças que actuam sobre os dentes e fazem com que estes se movam dentro do tecido periodontal

variam em magnitude, duração, frequência e direção.

- As respostas dos dentes às forças dependem de factores como a forma e o comprimento dos

a raiz, as caraterísticas do conteúdo fluido do espaço periodontal, a composição e orientação das fibras periodontais e a extensão do osso alveolar (Lewin 1970).

- As respostas dos dentes também dependem da consistência do bolo alimentar que está a ser mastigado e

forças musculares utilizadas para o esmagar. Isso também se aplica ao apertamento e à mastigação parafuncionais, com ou sem corpo estranho entre os dentes. Como resultado destas forças, um dente pode ser deslocado numa das seis direcções: apicalmente, mesiodistalmente, bucolingualmente, e cada uma delas produzindo rotação ou translação.

- **Respostas omnidireccionais e unidireccionais:**

Estas inclinações e rotações omnidireccionais dos dentes atingem um limite quando é atingida uma resistência igual e oposta e o recetor periodontal provoca uma paragem reflexa da força muscular. Quando a força é removida, os dentes recuperam as suas posições devido à recuperação elástica do tecido periodontal comprimido.

Stress:

A tensão é definida como a força média por unidade de área que uma partícula de um corpo exerce sobre uma partícula adjacente, através de uma superfície imaginária que as separa. A tensão é a reação interna a uma força externa. A tensão, em ciências físicas e engenharia, é a força por unidade de área dentro dos materiais que surge de forças aplicadas externamente, aquecimento desigual ou deformação permanente e que permite uma descrição e previsão precisas do comportamento elástico, plástico e fluido.

$$\text{Stress} = \frac{\text{Force}}{\text{Area}}$$

$$\textbf{Tensão} = \frac{\textbf{Força}}{\textbf{Área}}$$

Tipos de stress:

Dependendo da natureza da força, todas as tensões podem ser divididas em 3 tipos básicos que são reconhecidos como:

1. **Tensional:** Resulta num corpo quando este é sujeito a 2 conjuntos de forças que são dirigidas
afastados um do outro na mesma linha reta. (Fig. 7.1)
2. **Compressional:** Resulta num corpo quando este é sujeito a 2 conjuntos de forças que são dirigidas uma para a outra na mesma linha reta. (Fig. 7.1)
3. **Cisalhamento:** Resulta num corpo quando este é sujeito a 2 conjuntos de forças que são diretamente
paralelos entre si. [25] (Fig. 7.1)

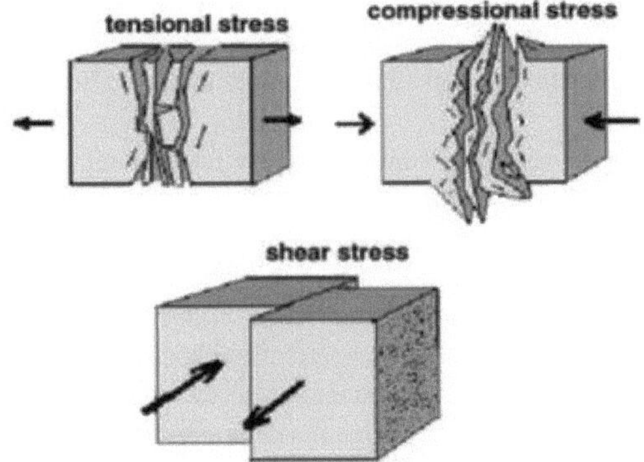

Fig. 7: Tipos de stress

Transferência de tensões

A estrutura normal do dente transfere as cargas externas de mordida através do esmalte para a dentina por compressão. As cargas externas concentradas são distribuídas por um grande volume interno da estrutura dentária e as tensões locais são menores. Durante este processo, pode ocorrer uma pequena quantidade de deformação da dentina que resulta na flexão do dente. Um dente restaurado tende a transferir a tensão de forma diferente de um dente intacto. Qualquer força sobre a restauração produz compressão, tensão ou tensão de cisalhamento ao longo da interface dente-restauração. Quando o esmalte deixa de ser contínuo, a sua resistência é muito menor. Por isso, a maioria das restaurações são projectadas para distribuir as tensões na dentina sã, em vez de no esmalte. O processo de transferência de tensões para a dentina torna-se mais complicado quando a quantidade de dentina remanescente é reduzida e a restauração tem de percorrer uma distância significativa para assentar na dentina mais espessa (Liners ou bases).

A transferência de tensões e as deformações resultantes das estruturas são regidas principalmente pelo limite elástico dos materiais, pelo rácio dos módulos elásticos e pela espessura das estruturas.

Os materiais com um módulo de elasticidade elevado transferem tensões sem grandes deformações. Os materiais de módulo de elasticidade mais baixo sofrem deformações perigosas onde as tensões estão concentradas, exceto se houver uma espessura adequada.

Padrões de tensão dos dentes

Cada dente tem o seu próprio padrão de tensão, e cada local num dente tem padrões de tensão especiais. Reconhecê-los é vital antes de conceber uma restauração para evitar potenciais falhas.

Áreas de suporte de tensão e de concentração de tensão dos dentes anteriores

A junção entre a coroa clínica e a raiz clínica suporta tensões de cisalhamento, tensão no lado da carga e compressão no lado da ausência de carga, durante os movimentos mandibulares excursivos. Os ângulos incisais suportam tensões de tração e de corte em oclusão normal. A concavidade lingual nos dentes anteriores superiores suporta tensões de compressão durante a oclusão cêntrica e tensões de tração e de corte durante os movimentos mandibulares protrusivos. Os ângulos axiais e as cristas marginais linguais suportam tensões de cisalhamento. As vertentes do canino suportam tensões concentradas, especialmente se o canino for um protetor da oclusão ou parte de uma função de grupo durante as excursões mandibulares.

A superfície distal de uma cúspide exibe um padrão de tensão único, como resultado do componente anterior da força que concentra a carga compressiva na junção dos segmentos anterior e posterior da arcada dentária e do microdeslocamento lateral da cúspide durante os movimentos excursivos.

Os bordos incisais dos dentes anteriores inferiores estão sujeitos a tensões de compressão. As tensões de tração e cisalhamento estão presentes durante o movimento mandibular protrusivo. A junção entre a coroa clínica e a raiz suporta componentes de tensão de cisalhamento juntamente com tensão no lado de carga e compressão no lado de não carga, durante os movimentos mandibulares excursivos.

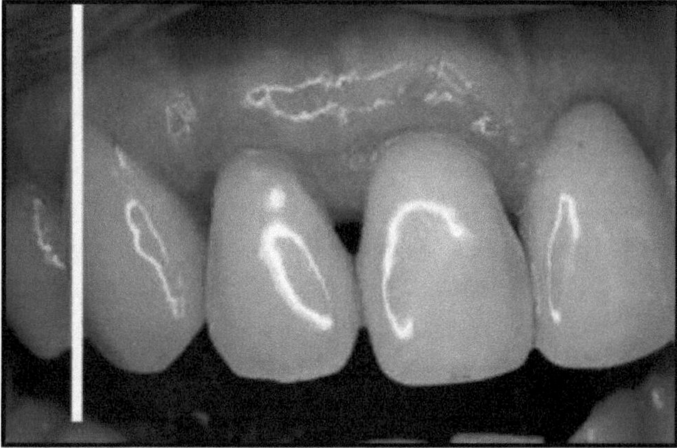

Fig. 7.2: Junção entre a coroa clínica e a raiz

Os ângulos incisais, especialmente se forem quadrados, estão sujeitos a tensões de tração e de corte em oclusão normal. Estarão presentes tensões de compressão maciças em oclusão de borda a borda, e se os ângulos estiverem envolvidos no mecanismo de revelação, estas tensões serão substancialmente aumentadas.

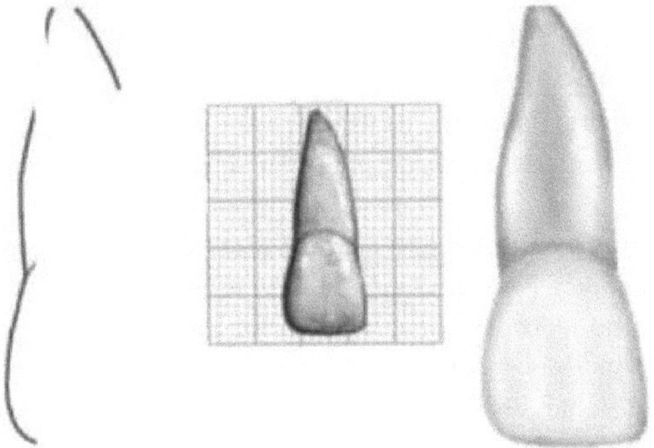

Fig. 7.3: Ângulo Incisal

Os ângulos axiais e as cristas marginais linguais suportarão tensões de cisalhamento concentradas. Além disso, estão presentes tensões de tração no lado de carga e tensões de compressão no lado de não carga .

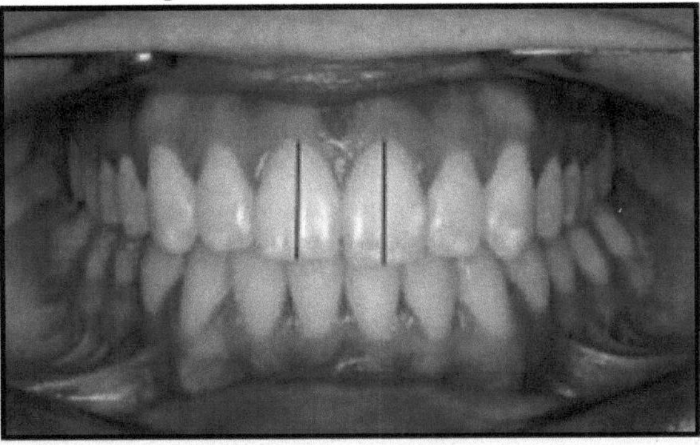

Fig. 7.4: Ângulos axiais dos incisivos

As inclinações do canino suportarão tensões concentradas, especialmente se o canino for um protetor da oclusão ou parte de um grupo de funções durante a excursão mandibular.

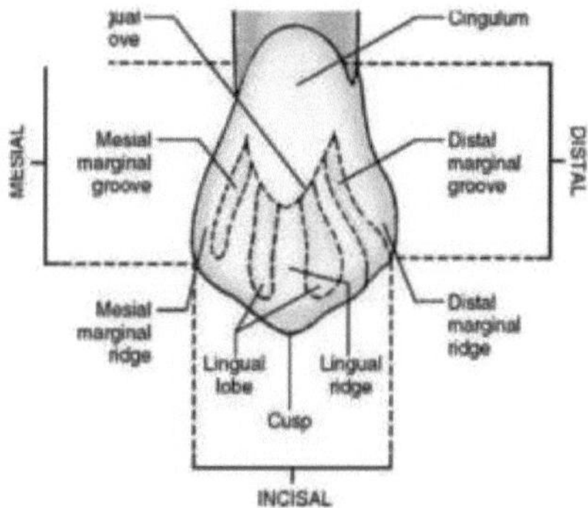

Fig. 7.5: Cristas marginais linguais das cúspides

A superfície distal do canino apresenta um padrão de tensão único, em resultado dos componentes anteriores da força que concentram a carga compressiva na junção dos segmentos anterior e posterior da arcada dentária e da deslocação micro-lateral do canino durante os movimentos excursivos. Estes dois factores conduzem a uma enorme concentração de tensões com a consequente atividade abrasiva.

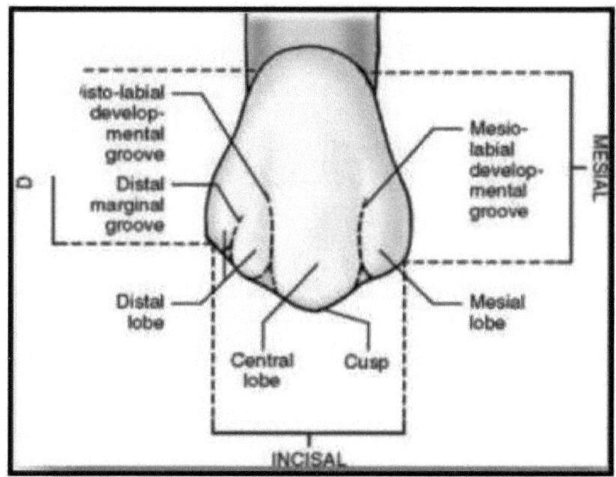

Fig 7.6 I Margem incisal das cúspides

Áreas de suporte de tensão e de concentração de tensão dos dentes posteriores

As pontas das cúspides no lado funcional suportam tensões de compressão máximas. A concavidade facial ou lingual apresenta uma concentração de tensões de compressão, especialmente se tiver um elemento de cúspide oposto em contacto oclusal estático ou funcional com ela. As cristas marginais e transversais suportam tensões de tração e compressão. Os ângulos axiais suportam tensões de tração e de corte no lado não funcional, e tensões de compressão e de corte no lado funcional. Cada dente tem o seu próprio padrão de tensão, e cada local do dente tem um padrão de tensão especial. As pontas das cúspides, especialmente no lado funcional, suportam tensões de compressão.

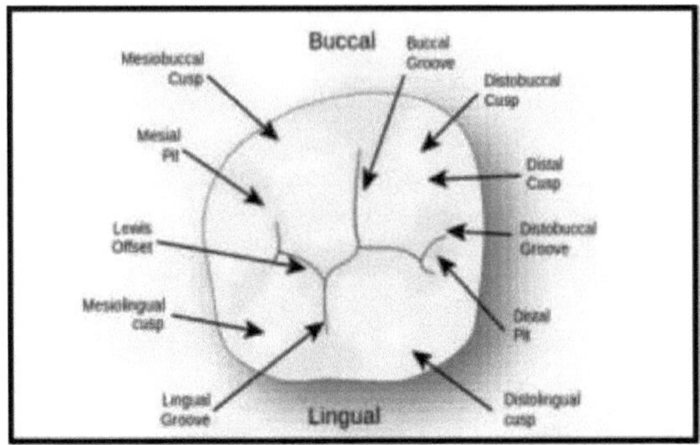

Fig 7.7: Cusp tips

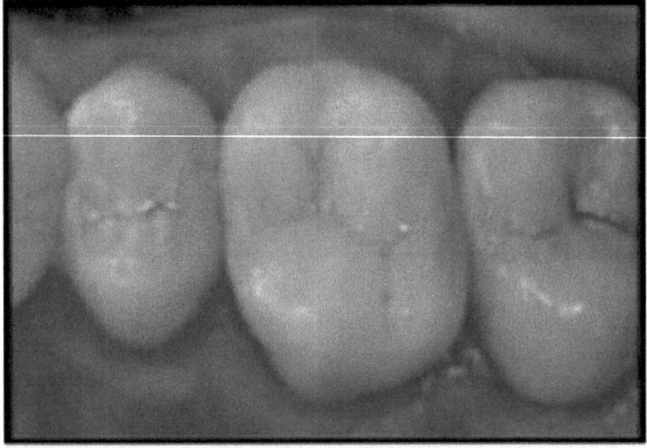

Fig. 7.8: Sulcos marginais e de cruzamento

- A junção entre a coroa clínica e a raiz clínica durante a função é extremamente importante.

tensões de corte, para além da compressão no lado de contacto oclusivo e da tensão no lado sem contacto.

- Qualquer concavidade oclusal, facial ou lingual apresentará uma concentração de tensão compressiva,

especialmente se tiver um elemento cúspide oposto em contacto oclusal estático ou funcional com ele.

Crista marginal e forças oclusais

1. **Crista marginal normal**: As forças 1 e 2 actuam nas cristas marginais dos dentes A e B, respetivamente. A componente horizontal de 1, H1, e a componente horizontal de 2, H2, contrapõem-se uma à outra. As componentes verticais V1 e V2 são resolvidas normalmente pelos tecidos subjacentes. (Fig. 7.9)

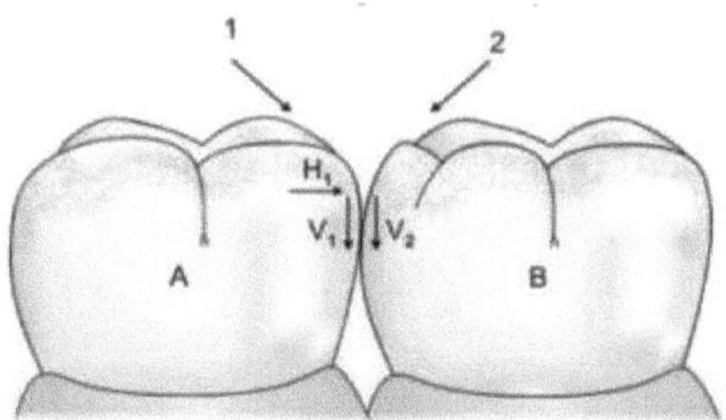

Fig. 7.9: Crista marginal normal

2. **Sem crista marginal**: Na Fig. 7.10, o dente B não tem crista marginal. As forças 1 e 2 estão a atuar nos dentes A e B. A componente horizontal de 2, H2, não está a atuar no dente B, porque a força 2 está principalmente dirigida para o dente A. A componente horizontal H2 está ativa no dente A e pode afastar o dente A do dente B. As componentes verticais V1 e V2 das forças 1 e 2 ajudarão o alimento a impactar verticalmente. A força vertical V2 será maior do que o necessário, o que pode levar a uma ligeira inclinação do dente B. Isto irá deteriorar ainda mais a resolução das forças e levar à impactação dos alimentos. (Fig. 7.10)

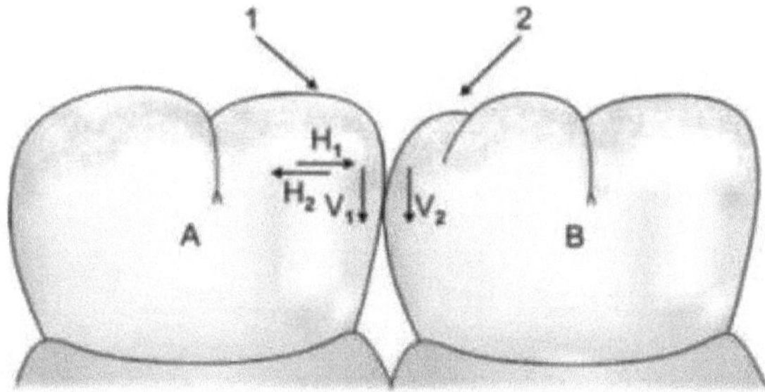

Fig. 7.10: Sem crista marginal

3. **Crista marginal com maior embrasamento oclusal**: na Fig. 6.11, apesar de se colocar uma pressão óptima nas cristas marginais dos dentes A e B, as forças 1 e 2 actuam nos dentes adjacentes. A força 2 exercerá pressão sobre o dente A e a força 1 exercerá pressão sobre o dente B. Isso levará ao deslocamento de ambos os dentes. A componente vertical das forças vai entalar o alimento entre os dois dentes. Um efeito semelhante é observado quando uma crista marginal é mais alta do que a outra. (Fig. 7.11)

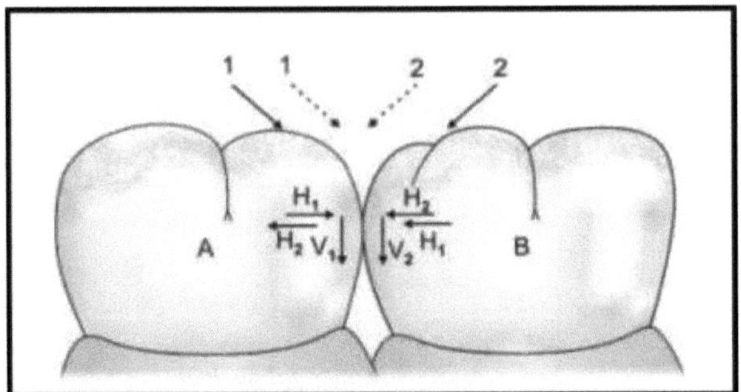

Fig. 7.11: Crista marginal com um rebordo oclusal mais largo

4. **Crista marginal sem embrasura oclusal:** a componente vertical das forças 1 e 2 será mais concentrada do que as componentes horizontais. Embora não haja qualquer impactação vertical de alimentos, o impacto contínuo da maior concentração da componente vertical das forças pode levar a alterações no osso alveolar ao fim de algum tempo. (Fig. 7.12)

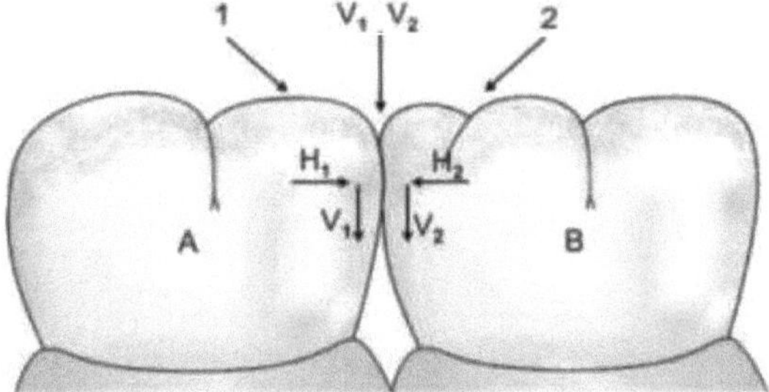

Fig. 7.12: Crista marginal sem embrasadura oclusal

5. **No caso das preparações MO/DO:** Os preparos MO/DO são exemplos de vigas em cantilever . A retenção da restauração depende destas vigas; no entanto, a resistência e a deflexão do material também desempenham um papel importante. Fig (7.13).

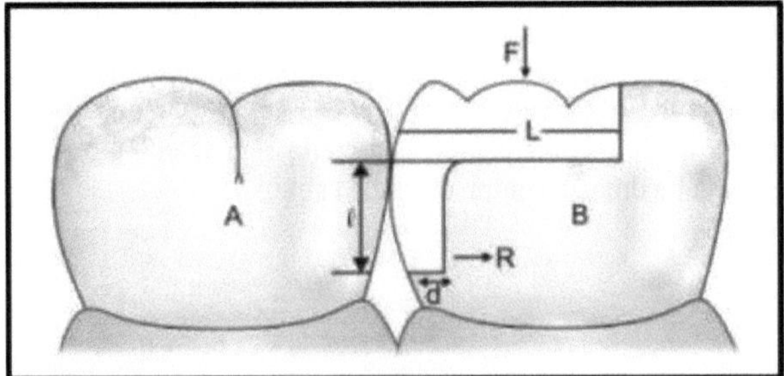

Fig. 7.13: Momento de força em preparações MO/DO

6. **No caso das preparações MOD:** Nas preparações MOD, presume-se que o comprimento da parede axial (l) é igual em ambas as extremidades. Se houver uma discrepância acentuada entre as duas extremidades, o resultado final pode não ser o mesmo que o descrito anteriormente. Por conseguinte, de preferência, o comprimento das duas paredes axiais deve

ser o mesmo.

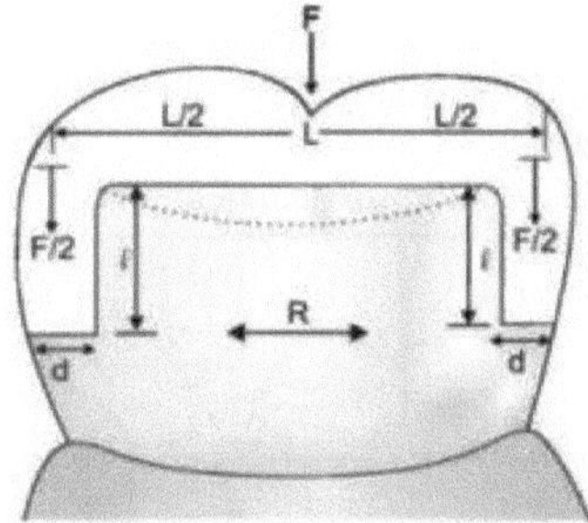

Fig. 7.14: Momento de força em preparações MO/DO

7. **Na ausência de crista marginal:** As forças 1 serão dirigidas para a crista proximal do dente adjacente e a força 2 é dirigida para o mesmo dente, pelo que as forças horizontais 1H e 2H actuarão sobre o mesmo dente, o que tenderá a afastar os dois dentes um do outro. Os componentes verticais 1V e 2V podem impactar o alimento intra-oralmente [Fig. 7.15].

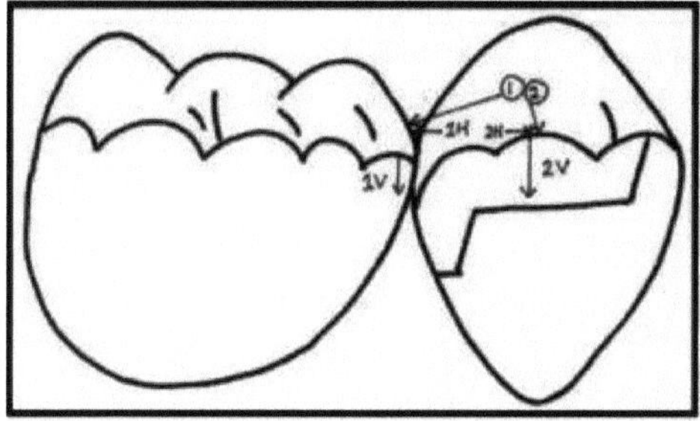

Figura 7.5: A Ausência de crista marginal

8. **O rebordo marginal adjacente não é compatível com a altura:** A restauração da crista marginal mais alta do que a adjacente permitirá que a força (A) actue na superfície proximal da restauração, devido à qual a componente horizontal 1H (AH) afastará o dente restaurado do dente em contacto e a componente vertical empurrará os detritos interproximalmente, mesmo na presença da força (B). Com a sua componente horizontal (BH) a atuar na crista marginal adjacente, ocorre alguma separação dos dentes, uma vez que a força (B) é demasiado pequena em comparação com a força 1 (A). Ao restaurar a crista marginal mais baixa do que a adjacente, podemos esperar o mesmo movimento do dente, mas o maior movimento será do dente não restaurado [Fig. 7.16 e 7.17].

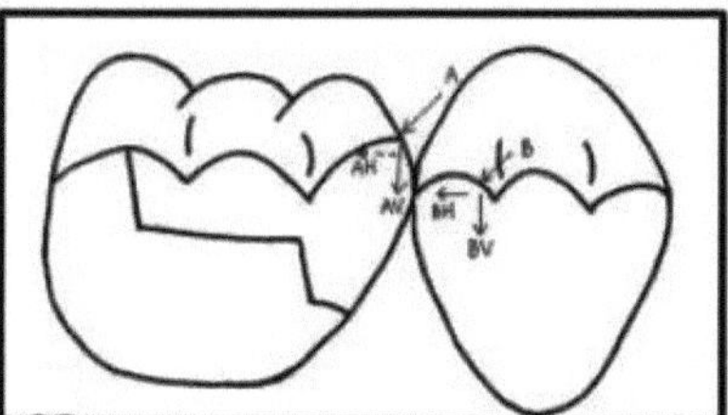

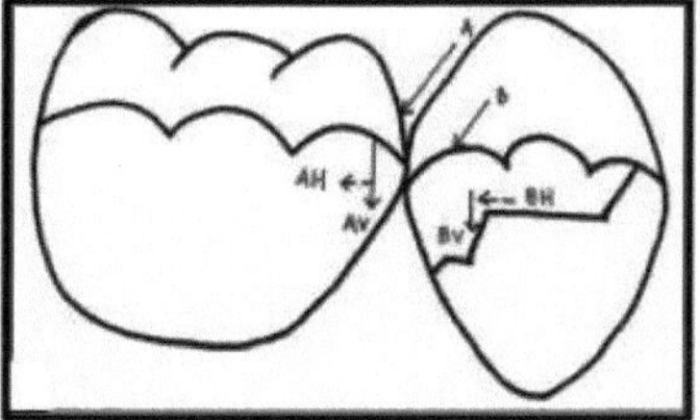

Fig. 7.16 e 7.17: Crista marginal incorrecta

9. **Crista marginal sem fossas triangulares:** nesta situação não existem planícies oclusais nas cristas marginais, pelo que não existem forças oclusais 1 e 2, nem as componentes horizontais 1H e 2H para empurrar os dentes um em direção ao outro e as forças verticais 1V e 2V para fazer chocar os alimentos interproximalmente [Fig. 7.18].

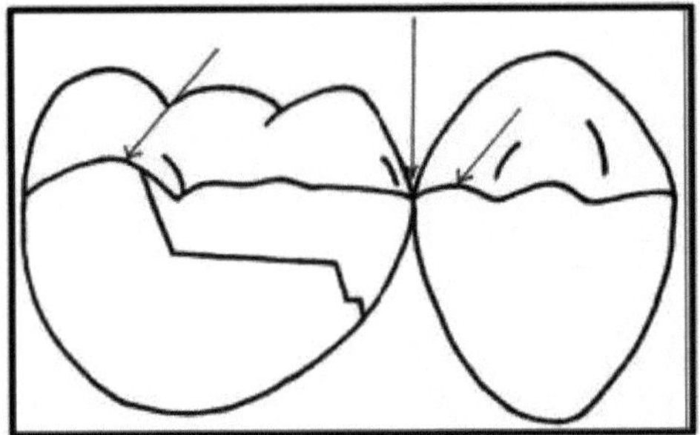

Figura 7.18: Ausência de fossa triangular adjacente

10. **Crista marginal aplainada única na direção buco-lingual:** Isto pode criar o contacto prematuro durante a função e a oclusão estática, a crista marginal de um plano aumenta a profundidade da fossa triangular adjacente. Isto também aumenta a altura da crista marginal no centro, o que irá desviar os alimentos para longe do canal de entrada [Fig. 7.19].

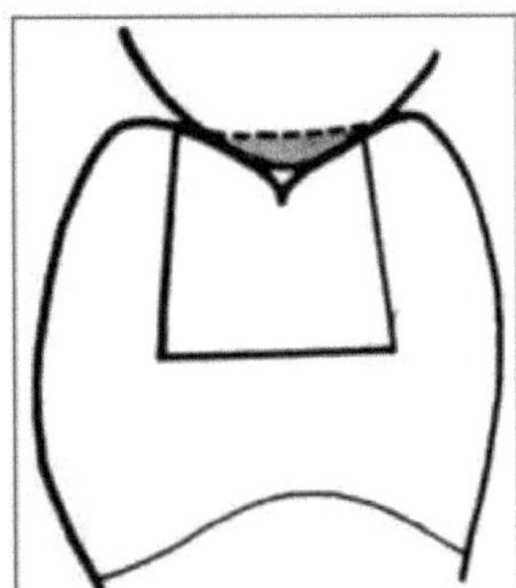

Figura 7.9: o Uma crista marginal planeada

11. **Crista marginal fina no volume mesio-distal:** uma crista marginal deste tipo será suscetível de fratura ou deformação, conduzindo aos problemas das cristas marginais defeituosas anteriormente mencionadas (discutidas nos pontos 1-4) [Figura 7.20].

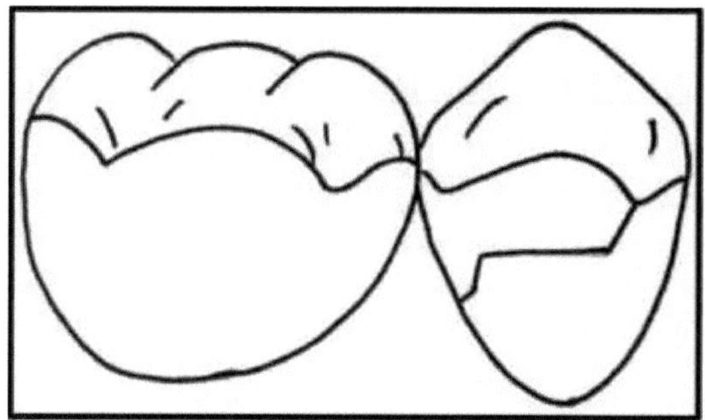

Figura 7.20: Crista marginal fina

Estudos demonstraram que, independentemente das direcções e localização da carga, as cristas marginais e a área de contacto proximal são locais de baixa tensão. A espessura do esmalte na crista marginal é elevada e a perda de estrutura dentária nesta área enfraquece a estrutura dentária. Tanto os estudos clínicos como os experimentais sublinharam a importância de preservar a crista marginal.

Durante o movimento da mandíbula e também durante a mastigação, são exercidas várias forças sobre cada dente. Uma vez que as superfícies do dente são curvas/inclinadas, estas forças podem ser exercidas em direcções diferentes da vertical. O dente, por sua vez, contraria estas forças com o apoio da membrana periodontal e do osso alveolar. Assim, um conhecimento profundo de todas as forças que actuam na superfície do dente deve ser compreendido e utilizado de forma positiva durante os procedimentos de restauração.

CAPÍTULO VII

EXAME E AVALIAÇÃO DA RELAÇÃO DE CONTACTO PROXIMAL

RELAÇÃO DE CONTACTO

Devem ser utilizados métodos precisos para avaliar os contactos interproximais da restauração na estrutura do dente para assegurar o assentamento completo e a anatomia proximal adequada, que é importante para o encerramento da margem. O assentamento incompleto pode resultar em margens abertas, o que pode resultar em impactação de alimentos, cáries dentárias e inflamação do tecido gengival.

Métodos de análise da relação de contacto adequada:

- Inspeção visual
- Teste de contacto
- Método radiográfico

Inspeção visual:

- A visualização do contacto a partir do aspeto oclusal e incisal permite uma avaliação dos contactos e contornos com o dente adjacente.
- A visualização das lentes de contacto a partir da face vestibular ou lingual (em qualquer uma das faces) com a ajuda de um espelho para refletir a luz na zona também é extremamente útil.

Teste de contacto:

Um fio dentário fino e não encerado é uma ajuda preciosa para avaliar a profundidade do contacto e a sua firmeza.

Este teste é realizado passando primeiro o fio dental obliquamente através da abertura bucal e avaliando a extensão cervical e lingual do contacto à medida que o fio dental é removido.

Também podem ser utilizados materiais como fio dentário, película dentária de calço mylar e película de articulação mylar para o teste de contacto, a fim de avaliar a relação de contacto proximal.

Método radiográfico:

O exame visual-tátil das lesões de cárie não é suficiente para avaliar as superfícies interproximais ou oclusais. Por isso, a radiografia é normalmente utilizada para avaliar e detetar cáries, uma vez que fornece ao médico informações adicionais sobre a progressão clínica. Quando os raios X atravessam as estruturas dentárias, o feixe torna-se atenuado de acordo com as diferentes estruturas no seu trajeto. Os tecidos duros dentários e o osso aparecem radiopacos devido à sua estrutura calcificada, que detém ou absorve os raios X. Os bitewings posteriores captam a oclusão dos pré-molares e molares superiores e inferiores. São a imagem mais comum para detetar cáries dentárias e a radiografia de eleição para diagnosticar cáries interproximais - tradicionalmente as primeiras radiografias utilizadas se um paciente tiver um baixo risco de cárie.

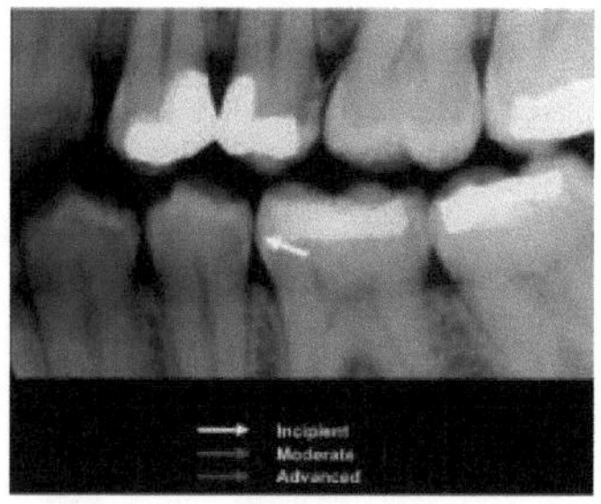

Fig. 6.1: Radiografia dentária mostrando cáries interproximais e relação de contacto da restauração

Exame das superfícies dentárias abaixo da área de contacto entre os dentes

A área por baixo do contacto entre dois dentes é o segundo local mais comum para o início da cárie, a seguir às fossas e fissuras. O biofilme acumula-se aí e é difícil de remover, mesmo usando uma escova de dentes. O uso diário do fio dental ou a utilização de escovas interdentais ou palitos de madeira perturbam o biofilme, pelo que a sua utilização deve ser mais frequente. Se o biofilme não for perturbado ao longo do tempo, e se houver baixo acesso salivar e contacto frequente com hidratos de carbono simples, ocorrerá desmineralização no esmalte imediatamente adjacente às partes mais espessas do biofilme.[31]

Estágios iniciais da lesão cariosa: superfície intacta

Inicialmente, a superfície do esmalte parecerá intacta, mas pode haver desmineralização subsuperficial envolvendo apenas o esmalte ou o esmalte e a dentina. Em doentes jovens, a lesão situa-se normalmente cerca de 1 mm abaixo da área de contacto onde a crista gengival é alta, porque é aí que a placa bacteriana é mais espessa do que seria numa superfície simples e lisa. Assim, as condições que favorecem a desmineralização desenvolvem-se rapidamente nesse local. Em indivíduos mais velhos, onde recessão gengival, as lesões tendem a começar logo abaixo do contacto, porque é aí que a placa é mais espessa. O risco é maior quando o fluxo salivar está comprometido pelo uso de drogas ou por patologia.

A presença de uma lesão subsuperficial inicial pode ser determinada a partir de radiografias devido ao aumento da radiolucência no tecido subsuperficial. Nalguns casos, isto pode ser confirmado por transiluminação.

Além disso, pode ser feita uma impressão da superfície do esmalte utilizando materiais elastoméricos (como um material de impressão de polivinil siloxano ou equivalente) depois de os dentes terem sido separados durante pelo menos 24 horas utilizando um separador ortodôntico de elásticos. A superfície da impressão é então examinada com um microscópio clínico para verificar se existe um defeito na imagem inversa.

Fase tardia de desenvolvimento da lesão cariosa aproximada

É importante distinguir entre um defeito carioso inicial (desmineralização subsuperficial com uma superfície intacta) e uma cavidade cariosa (uma perda franca da estrutura superficial do dente). Uma cavidade cariosa forma-se quando existe uma pequena fratura na superfície do esmalte. Isto pode não ser evidente radiograficamente, mas a passagem de fio dentário ou fita adesiva pode mostrar a ação abrasiva dos bordos afiados da lesão. Em alternativa, pode ser utilizado o método de impressão descrito acima. A presença de um defeito de superfície aumenta substancialmente o risco de progressão da cárie porque o biofilme no interior do defeito fica mais afastado do acesso salivar e do tampão.

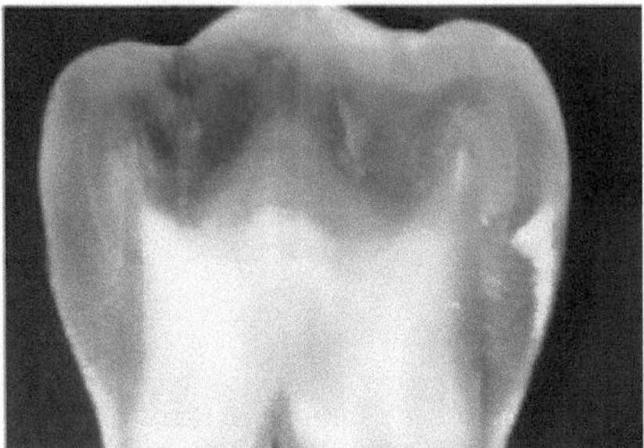

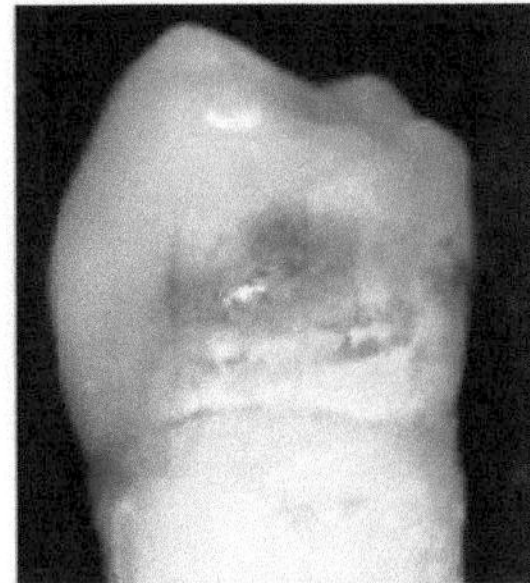

Fig. 6.2 e 6.3: Uma lesão interproximal precoce reconhecida como uma lesão de "mancha branca". A mesma
bicúspide vista da superfície proximal mostrando a descoloração mas sem cavitação.

As técnicas tradicionais para avaliar clinicamente e ajustar os contactos interproximais incluem o fio dentário , a película dentária de calço Mylar e a película de articulação Mylar. Foi encontrado um espaço de 13 mm entre os dentes em 80% a 90% dos contactos interproximais. A utilização de fio dentário pode não ser o melhor método de avaliação de contactos porque, quando o fio se solta, o contacto pode ficar visivelmente aberto quando seco ao ar e inspeccionado.

> Um estudo efectuado por Paul A. Hansen et al mostrou que o método do fio dental e do explorador era o meio menos preciso de avaliar o ajuste interproximal das coroas. O calço de calço proporcionou o método mais preciso de avaliação do contacto interproximal e a película de articulação oclusal proporcionou uma elevada precisão e uma marca visível para facilitar o ajuste.

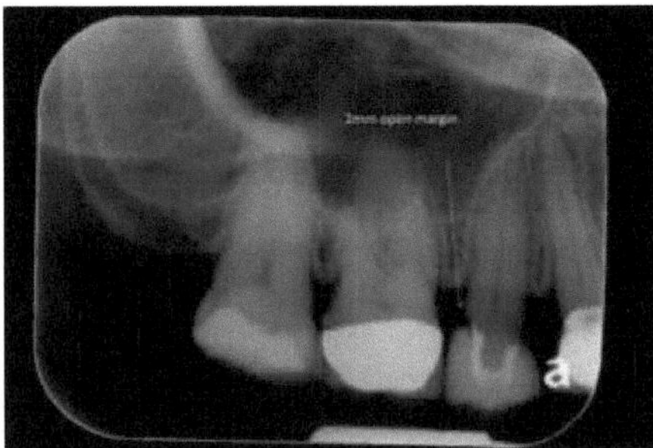

Fig. 6.2: Coroas incompletamente assentes no primeiro molar superior direito e no segundo pré-molar,
resultando em margens abertas com potencial para cáries, inflamação gengival e paciente

> Um estudo realizado por Madhu et al demonstrou que, em restaurações de resina composta de classe II, as restaurações com o sistema de matriz seccional Palodent V3 criaram uma tensão de contacto proximal óptima do que o sistema de matriz circunferencial tradicional avaliado com fio dentário.

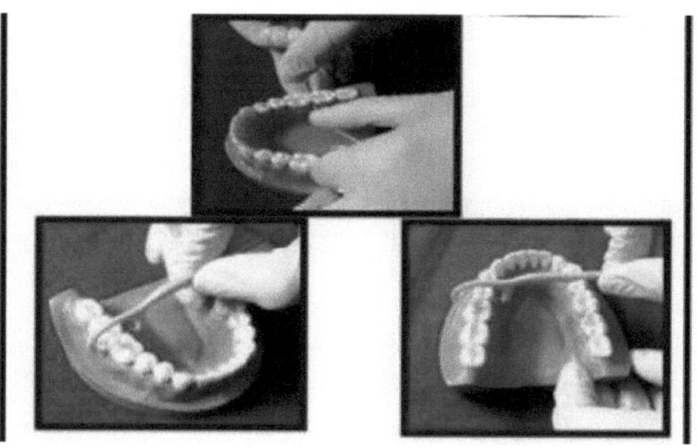

Fig. 6.3: Avaliação do aperto do contacto proximal com fio dentário.

Restaurações indirectas

CRITÉRIOS CLÍNICOS

A classificação geral de uma restauração específica é determinada após a conclusão das avaliações das pontuações finais das propriedades estéticas, funcionais e biológicas. A pontuação mais grave prevalecerá. Uma descrição dos critérios e da classificação é apresentada na tabela abaixo. Sempre que uma restauração recebe uma pontuação de 4 ou 5, independentemente dos critérios específicos abaixo, deve ser registada como um fracasso.

Propriedades estéticas

Propriedades funcionais

Propriedades biológicas

Tabela A: Atribuição dos critérios às observações clínicas

A. Propriedades estéticas	**1. Brilho da superfície**	**2. Coloração da superfície**	**3. Estabilidade da cor e translucidez**	**4. Forma anatómica**
1. Clinicamente excelente/muito bom	1.1 Brilho comparável ao do esmalte	2.1 Sem manchas na superfície	3.1 Boa combinação de cores. Sem diferenças de tonalidade e translucidez	4.1 A forma é ideal
2. Clinicamente bom (após polimento muito bom)	1.2 Ligeiramente baço, não percetível à distância	2.2 Pequenas manchas, facilmente removíveis	3.2 Desvios menores	4.2 A forma só é afetada
3. Clinicamente suficiente/ satisfatório (pequenas deficiências, sem efeitos inaceitáveis, mas não ajustável sem danificar o dente)	1.3 Superfície baça, mas aceitável se coberta por uma película de saliva	2.3 Manchas superficiais moderadas, também presentes noutros dentes, não esteticamente inaceitáveis	3.3 Desvio claro mas aceitável. Não afecta a estética: 3.3.1 mais opaco 3.3.2 mais translúcido 3.3.3 mais escuro 3.3.4 mais brilhante	4.3 A forma é diferente mas não é esteticamente desagradável
4. Clinicamente insatisfatório (mas reparável)	1.4 Superfície rugosa, não pode ser disfarçada pela película de saliva, o simples polimento não é suficiente. É necessária uma intervenção adicional	2.4 Manchas superficiais presentes na restauração e inaceitáveis; é necessária uma intervenção importante para melhorar	3.4 (Localizada) clinicamente insatisfatória, mas pode ser corrigida por reparação; 3.4.1 demasiado opaco 3.4.2 demasiado translúcido 3.4.3 demasiado escuro 3.4.4 demasiado brilhante	4.4. A forma está afetada e é inaceitável do ponto de vista estético. É necessária uma intervenção (correção)
5. Clinicamente mau (substituição necessária)	1.5 Superfície de retenção de placa bastante rugosa e inaceitável	2.5 Manchas graves e/ou manchas subsuperficiais (generalizadas ou localizadas): não acessíveis para intervenção)	3.5 Inaceitável. Necessidade de substituição	4.5 O formulário está completamente insatisfatório e/ou perdido. Reparação inviável/razoável, substituição necessária
Pontuação estética global	Aceitável do ponto de vista estético (n e %):		Não aceitável (n % e motivos):	

B. Propriedades funcionais	**5. Fracturas e retenção**	**6. Adaptação marginal**	**7. Desgaste**	**8. Ponto de contacto/impacto nos alimentos**	**9. Exame radiográfico (se aplicável)**	**10. Opinião do doente**
1. Clinicamente excelente/muito bom	5.1 Restauro conservado, sem fissuras/rachaduras	6.1 Contorno harmonioso, sem lacunas, sem descoloração	7.1 Desgaste fisiológico equivalente ao do esmalte (80-120% do esmalte correspondente)	8.1 Ponto de contacto normal (pode ser inserido fio dental ou lâmina metálica de 25 µm, mas não lâmina de 50 µm)	9.1 Sem patologia, transição harmoniosa entre a restauração e o dente	10.1 Satisfeito na íntegra
2. Clinicamente bom (após polimento, muito bom)	5.2 Pequena fenda	6.2.1 Lacuna marginal (<150 µm) 6.2.2 Pequena fratura marginal removível por polimento	7.2 Desgaste normal com apenas uma ligeira diferença em relação ao esmalte (50-80% ou 120-150% do esmalte correspondente)	8.2. Um pouco forte demais, mas sem desvantagens	9.2.1 Excesso de material aceitável presente 9.2.2 Degrau positivo/negativo presente na margem <150 µm	10,2 Satisfeito
3. Clinicamente suficiente/satisfatório (deficiências menores, sem efeitos inaceitáveis, mas não ajustável sem dente)	5.3 Duas ou mais fissuras e/ou lascas maiores (que não afectem a integridade marginal ou o contacto proximal)	6.3.1 Diferença < 250 µm não amovível 6.3.2 Várias pequenas fracturas do esmalte ou da dentina	7.3. Taxa de desgaste diferente do esmalte, mas dentro da variação biológica (< 50% ou 150-300% do esmalte correspondente)	8.3. Ligeiramente demasiado fraco, sem indicação de danos no dente, gengiva ou estruturas periodontais (a lâmina de metal de 50 µm pode passar facilmente, mas não 100 µm)	9.3.1 Marginal gap < 250 µm 9.3. 2 Degraus negativos visíveis < 250 µm não se notam efeitos adversos 9.3.3 Fraca radiopacidade do material de enchimento	10.3 Pequenas críticas de carácter estético 10.3.1 Deficiências estéticas 10.3.2 Alguma falta de conforto mastigatório 10.3.3 Procedimento demorado e/ou similar; sem efeitos clínicos adversos
4. Clinicamente insatisfatório (mas reparável)	5.4 Fracturas em lascas que danificam a qualidade marginal	6.4.1 Lacuna > 250 µm ou dentina/base	7.4 O desgaste excede consideravelmente o	8.4 Demasiado fraco (a lâmina de metal de 100 µm pode passar)	9.4.1 Fenda marginal >250 µm 9.4.2 Excesso de	10.4 Desejo de melhoria (remodelação da

	ou os contactos proximais; fracturas em bloco com ou sem perda parcial (menos de metade da restauração)	exposta 6.4.2 Fratura em lascas que danifica as margens 6.4.3 Fratura notável da parede ordinária do esmalte	desgaste normal do esmalte; ou perdem-se pontos de contacto oclusais (restauração >300% do desgaste do esmalte ou antagonista > 300%)	e possíveis danos (impactação de alimentos) Reparação possível	material acessível mas não amovível 9.4.3 Degraus negativos >250pm e reparáveis	forma anatómica ou remodelação, etc.)
5. Clinicamente mau (substituição necessária)	5.5 Perda (parcial ou total) do restauro	6.5 O enchimento está solto mas no local	7.5 O desgaste é excessivo (restauração ou antagonista > 500% do esmalte correspondente)	8.5 Demasiado fraco e/ou danos evidentes (impactação de alimentos) e/ou dor/gengivite. Necessita de substituição	9.5.1 Cáries secundárias, grandes lacunas 9.5.2 Patologia apical 9.5.3 Fratura/perda de restauração ou dente	10,5 Completamente insatisfeito e/ou efeitos adversos Incl. dor
Pontuação funcional global	Função aceitável (n e %);			Não aceitável (n % e motivos):		
C. Biológica **propriedades**	**11. Pós-operatório (hiper-)sensibilidade e vitalidade dos dentes**	**12. Recorrência de cáries, erosão, abfraction**	**13.Dente integridade (esmalte fendas)**	**14. Periodontal resposta (sempre em comparação com um dente de referência)**	**15. Adjacente mucosa**	**16. Oral e saúde geral**
1. Clinicamente muito bom	ILI Não hipersensibilidade, vitalidade normal	12.1 Não secundário ou cáries primárias	13.1 Completo integridade	14.1. Não placa, não inflamação, sem bolsos	15.1 Saudável mucosa adjacente a restauração	16.1 Não há oral ou sintomas gerais
2. Clinicamente bom (após correção muito bom)	112 Baixo hipersensibilidade por um período limitado período de tempo, vitalidade normal	12.2 Muito pequena e localizada 1. desmineralização 2. erosão ou 3. abrasão/ abfracção. Não operatório tratamento necessário	13.2.1 Pequeno esmalte marginal dividida (<150 μm) 13.2.2 Linha do cabelo fissura no esmalte (<150 μm não provável)	14.2. Placa pequena. sem inflamação (gengivite). sem bolso desenvolvimento	15.2 Saudável depois de menor remoção de mecânico irritações (agudas arestas, etc.)	16.2 Menor transitório sintomas de curta duração (de conhecidos ou origem desconhecida) local ou generalizado.
3. clinicamente suficiente/ satisfatório (menor deficiências sem efeitos adversos efeitos, mas não ajustável sem danos para o dente)	11.3.1 Prematuro/ um pouco mais intenso 113,2 Atrasado/ fraca sensibilidade: não subjetivo reclamações, não tratamento necessário	12.3 Áreas maiores de 1. desmineralização 2. erosão ou 3. abrasão/ab-fração, mas apenas preventivo medidas necessário (dentina não exposto)	13.3.1 Esmalte separação < 250 μm 13.3.2 Crack <250 μm; não efeitos adversos	14.3.1 Placa acumulação em nível aceitável 14.3.2 Gengival sangramento aceitável 14.3.3 Bolso formação aceitável	15.3 Alteração de mucosa mas não suspeita de causal relação com material de enchimento	16.3. Transitório sintomas, locais e/ou geral
4. Clinicamente insatisfatório (reparação de profilático razões)	114.1 Prematuro/ muito intenso 114,2 Extremamente atrasado/fraco com subjetivo reclamações 11.4.3 Negativo sensibilidade. Intervenção necessário, mas sem substituição	12.4.1 Cáries com cavitação 12.4.2 Erosão na dentina 12.4.3 Abrasão/ abfracção na dentina Localizado e acessível e pode ser reparado	13.4.1 Principais divisão do esmalte (intervalo > 250 μm ou dentina ou base exposta) 13.4.2 Crack >250 μm (a sonda penetra)	14.4.1 Placa acumulação não aceitável 14.4.2 Gengival não sangrar aceitável 14.4.3 Profundidade da bolsa aumento" 1mm em comparação com dente de referência	15,4 Suspeita alérgico ligeiro. liquenoide ou toxicológico reação	16.4 Persistente local ou geral sintomas da doença oral estomatite de contacto ou líquen plano ou reacções alérgicas (ou remeter). Intervenção necessário, mas sem substituição
5. Clinicamente mau (substituto necessário)	11,5 Muito intenso. pulpite aguda ou não vital. Endodontia tratamento é necessário e a restauração tem de ser substituída	12.5 Profundidade cáries secundárias ou expostos dentina que não é acessível para re par de restauro	13.5. Cúspide ou fratura de dente	14,5 Grave/aguda gengivite ou periodontite	15,5 Suspeita alérgico grave. liquenoide ou toxicológico reação	16.5. Aguda/grave local e/ou sintomas gerais
Em geral pontuação biológica	Aceitável do ponto de vista biológico (n e %):			Não aceitável (n % e motivos):		
PONTUAÇÃO TOTAL	Aceitável do ponto de vista biológico (n e %):			Não é aceitável, por razões:		

Os Critérios Ryge Modificados do Serviço de Saúde Pública dos Estados Unidos (USPHS) são um conjunto de critérios utilizados para avaliar a qualidade das restaurações dentárias. Os critérios incluem a inspeção visual da retenção, adaptação marginal, descoloração marginal, perda da forma anatómica, da corcorrespondência , superfícies de contacto, cáries recorrentes, integridade do dente, inflamação gengival, sensibilidade pós-operatória e queixas do paciente. Estes critérios baseiam-se nos originais critérios da USPHS, mas foram modificados para se adequarem a diferentes tipos de restaurações.

Critérios de avaliação USPHS modificados.

Retenção	Alfa: Sem perda de material de restauração Charlie: Qualquer perda de material de restauração
Correspondência de cores	Alfa: Dente de fósforo Bravo: Incompatibilidade aceitável Charlie: Incongruência inaceitável
Descoloração marginal	Alfa: Sem descoloração Bravo: Descoloração sem Charlie: Descoloração com penetração na direção pulpar
Adaptação marginal	Alfa: Estreitamente adaptada, sem fenda visível Bravo: Fenda visível, o explorador penetrará Charlie: Fenda em que a dentina está exposta
Cáries secundárias	Alfa: Não existem cáries Charlie: Cárie presente
Textura da superfície	Alfa: Superfície tipo esmalte Bravo: Superfície mais rugosa do que o esmalte, clinicamente aceitável Charlie: Superfície inaceitavelmente rugosa
Forma anatómica	Alfa: Contínuo Bravo: Ligeira descontinuidade, clinicamente aceitável Charlie: Descontínuo, fracasso
Sensibilidade pós-operatória	Alfa: Não presente Bravo: sensível mas de intensidade decrescente Charliesensibilidade constante, sem diminuição da intensidade

Categoria	Classificação	Critério
Marginal descoloração (MD)	Alfa (A) Bravo (B) Charlie (C)	Sem descoloração Coloração superficial (sem penetração axial) Coloração profunda (com penetração axial)
Marginal integridade (MI)	Alfa (A) Bravo (B) Charlie (C)	Estreitamente adaptado, sem fenda visível Fenda visível, o explorador irá penetrar Fenda na qual a dentina está exposta
Superfície textura (ST)	Alfa (A) Bravo (B) Charlie (C)	Tão suave como o esmalte circundante Mais áspero do que o esmalte circundante Muito rudimentar
Desgaste (W)	Alfa (A) Bravo (B) Charlie (C)	Contínuo Descontínuo, sem dentina exposta Descontínuo, dentina exposta
Pós-operatório Sensibilidade (PS)	Alfa (A) Charlie (C)	Nenhum Presente
Recorrente Cáries (RC)	Alfa (A) Charlie (C)	Não existem cáries Cáries presentes

Pontuação: Alfa - situação clínica ideal; Bravo - clinicamente aceitável; Charlie - situação clinicamente inaceitável

Assim, existem vários métodos para examinar os contactos e contornos adequados nas áreas proximais dos dentes antes e depois da restauração. Também são enumerados vários critérios que podem ser utilizados para avaliar melhor a relação de contacto.

CAPÍTULO VIII

FORMULAÇÃO DE CONTACTOS E CONTORNOS ADEQUADOS

A produção de uma forma adequada de contacto e contornos é crucial para manter a harmonização entre o dente e o tecido circundante. A reprodução adequada do tamanho e da localização das áreas de contacto para imitar a dentição natural é essencial para o sucesso do tratamento. O vasto conhecimento de várias matrizes, separadores, cunhas e retentores serve de guia para reproduzir contactos quase normais entre os dentes, o que, por sua vez, ajuda a manter a cavidade oral em boa saúde. Assim, para a formulação de contactos e contornos adequados dos dentes, são utilizados dois tipos de procedimentos:

1. Procedimentos intra-orais 2. Procedimentos extra-orais

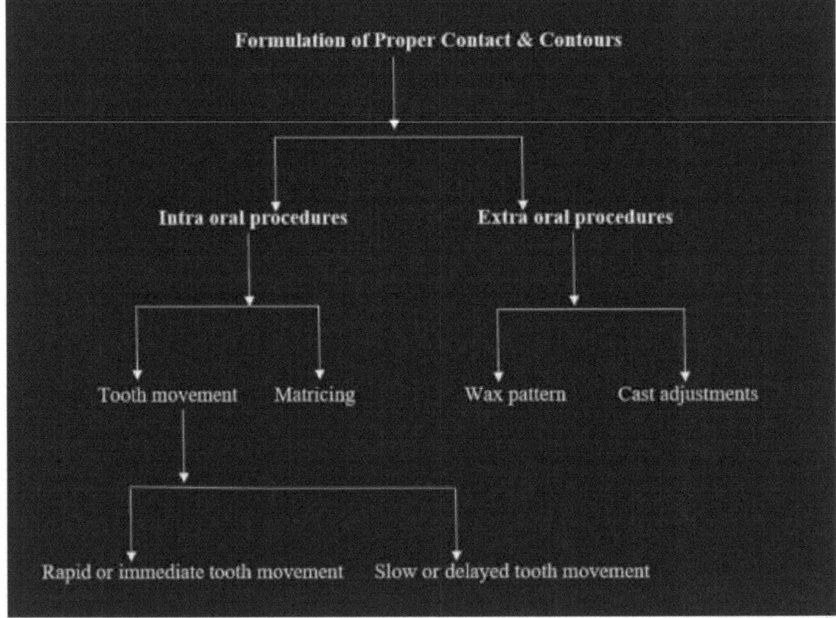

> **Procedimentos intra-orais:** Para a reprodução adequada das áreas de contacto e dos contornos das caraterísticas fisio-anatómicas dos dentes anteriormente descritas, dois actos operatórios devem preceder o procedimento restaurador

1. Movimento dos dentes

2. Matrícula

Movimentação dentária: É o ato de separar os dentes envolvidos uns dos outros, aproximando-os ou alterando o seu posicionamento espacial numa ou mais dimensões. Isto é feito para facilitar a criação de contacto fisiologicamente funcional, contorno e anatomia de oclusão no dente restaurado.

Objectivos da movimentação dentária:

a. Para colocar os dentes desviados, inclinados ou rodados nas suas posições fisiológicas indicadas.

b. Para fechar o espaço entre os dentes em caso de contactos abertos.

c. Intrusão ou extrusão.

d. Para mover os dentes de uma localização não funcional para uma localização fisiologicamente funcional.

e. Para deslocar os dentes para fins estéticos.

f. Para criar espaço suficiente para a espessura da banda de matriz.

Existem dois métodos principais de deslocação dentária:

1. Movimentação dentária rápida ou imediata
2. Movimento dentário lento ou retardado

MOVIMENTO DENTÁRIO RÁPIDO OU IMEDIATO:

Este é um tipo de separação mecânica que cria um espaçamento proximal no ponto de introdução do separador e melhora a proximidade da superfície proximal do dente oposto ao ponto de introdução do separador. A separação rápida ou imediata é conseguida seguindo dois princípios, ou seja: o princípio da tração e o princípio da cunha.

Princípio de tração: A separação por "princípio de tração" é realizada com dispositivos mecânicos, que envolvem as superfícies proximais dos dentes a separar por meio de braços de suporte. Estes são afastados mecanicamente, criando uma separação entre os dentes

Princípio da cunha: A separação pelo "princípio da cunha" é realizada através da inserção de um dispositivo pontiagudo em forma de cunha entre os dentes, de modo a criar espaço na área de contacto. Quanto mais a cunha se mover facialmente ou lingualmente, maior será a separação. Esta separação é efectuada por um dispositivo mecânico (separador Elliot) juntamente com as cunhas.

Indicações:

a. Pode ser utilizado como preparação para o movimento dentário lento

b. Mantém o espaço ganho pelo movimento lento dos dentes

Este tipo de movimento dentário não deve exceder a espessura do ligamento periodontal do dente envolvido. Uma maior separação pode rasgar os ligamentos num local e esmagá-los no outro. Por isso, não deve exceder 0,2 - 0,5 mm. A movimentação dentária rápida pode ser efectuada através dos seguintes métodos:

MÉTODO DE DERRAMAMENTO:

- A separação é efectuada através da inserção de um dispositivo pontiagudo em forma de cunha entre os dentes.
- Quanto mais a cunha se mover facialmente ou lingualmente, maior será a separação.

SEPARADOR ELLIOT:

- É indicado para separações de curta duração que não necessitem de estabilização.
- Inventado por WALTER S. ELLIOTT, cidadão dos Estados Unidos, residente na cidade e no país de Hartford, Estado de Connecticut.
- Muitas vezes conhecido como o separador de garras de caranguejo
- É útil no exame de superfícies proximais ou no polimento final de contactos restaurados.

Indicações:

Para separação de curta duração que não necessite de estabilização Útil no exame de superfícies proximais ou no polimento final de contactos restaurados.

Procedimentos:

- Ajustar as duas cunhas opostas do separador interproximalmente à gengiva na área de contacto.

- Mova o botão no sentido dos ponteiros do relógio para que as cunhas se aproximem uma da outra.
- Efetuar a regulação da separação desejada.
- O parafuso de aperto pode ser removido e inserido pela outra extremidade, caso se opte por separar os dentes do lado direito da arcada.

O composto amolecido é colocado nos dentes abaixo do separador e na superfície oclusal para dar estabilidade adicional.

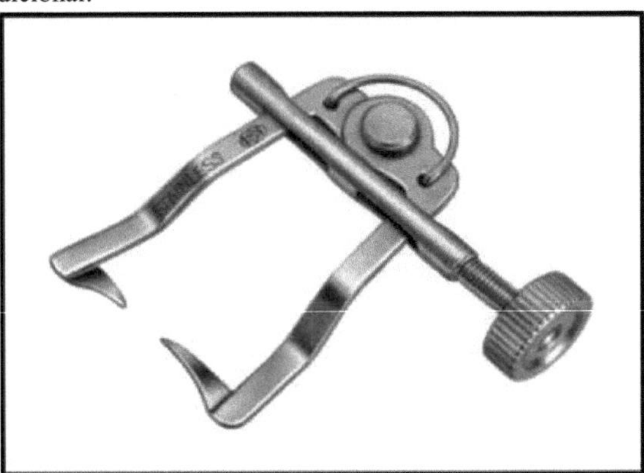

Fig. 8.1: Separador Elliot

CASAMENTOS:

As cunhas são dispositivos utilizados interdentalmente para assegurar uma adaptação estreita da banda de matriz com a sede gengival da cavidade proximal preparada. Proporcionam um plano inclinado duplo para separar os dentes, manter a separação uma vez obtida, ou manter uma matriz no lugar. Antes do advento da matriz, as cunhas de madeira eram bastante populares para a separação dos dentes. Os materiais selecionados eram o buxo, o laranjal, a madeira de bálsamo e o pinho macio (Taft, 1883). Em seguida, no final do século XIX, foram introduzidas as cunhas metálicas como alternativa à cunha de madeira, sendo a primeira a cunha de aço de Ottolengui (1891). A primeira foi a cunha de aço Ottolengui (1891), com forma de V, constituída por dois braços que eram apertados um contra o outro para a colocação e depois afastados para reter a cunha na canelura.

Classificação:

- Cunhas de madeira ou de plástico
- Cunhas pré-formadas ou feitas à medidacunhas
- Cunhas triangulares (anatómicas) ou redondas cunhas
- Opaco ou transparente

As caraterísticas que diferenciam os dois tipos mais comuns são

Diferença entre cunhas de madeira e cunhas de plástico:

Cunhas de madeira	Cunhas de plástico/resina
• Medicado / não medicado • Fácil de cortar e aparar • Absorver a humidade intra-oral para	• Opaco/ Transparente • Pode ser moldado e dobrado plasticamente para

inchar e expandir-se ligeiramente, melhorando assim a retenção proximal da banda . Relativamente flexível Económico - Exemplo: Orangewood, Hemowedges, Maplewood, pinho *Fig. 8.2: Cunhas de madeira*	correspondem à configuração da cola interdentária. - As cunhas de plástico transparente podem transmitir A luz atravessa, pelo que é adequada para restaurações fotopolimerizáveis. . Relativamente rígida, a separação dos dentes ocorre facilmente. _ Exemplo - cunhas Luci *Fig. 8.3: Cunhas de plástico*

Fundamentação para a separação de dentes através da colocação de cunhas:

Baseado no movimento dentário que utiliza a elasticidade do ligamento periodontal quando separado por uma cunha interdental. Isto também compensará a largura (espessura) da banda de matriz, de modo a que, após a remoção da cunha e da matriz, os dentes separados voltem à sua posição original, criando uma relação de contacto perfeita.

Proporciona a adaptação da banda matricial na região cervical.

Proteção contra a humidade e prevenção do excesso de material de restauração que pode causar danos periodontais concomitantes.

Funções:

- Proporciona espaço para a banda de matriz e mantém-na no lugar.
- Assegura a imobilização da banda de matriz durante a inserção do material de restauração.
- Proteger a gengiva interproximal do trauma esperado.
- Definir a extensão gengival da área de contacto, bem como os rebordos facial e lingual, assegurando assim a saúde dos tecidos periodontais proximais.
- É desejável estabelecer uma área de contacto com o dente adjacente que seja visualmente próxima e que apresente uma resistência à passagem do fio dentário igual ou ligeiramente superior à dos contactos proximais dos outros dentes desse quadrante.

Tipos e técnicas de colocação de cunhas:

i. **Técnica de cunha única**

ii. **Técnica da cunha dupla**

iii. **Técnica da cunha de apoio**

iv. **Técnica de cunha em cunha.**

Cunha única:

Dependendo da localização do contacto, do tamanho e da forma do orifício, pode ser colocada uma única cunha no orifício lingual ou bucal. A cunha pode ser ligeiramente humedecida com água ou um lubrificante solúvel em água para facilitar a sua colocação. (Fig. 8.4 e 8.5)

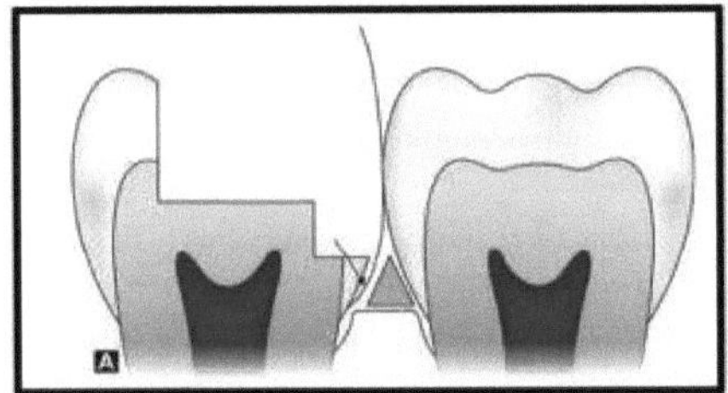

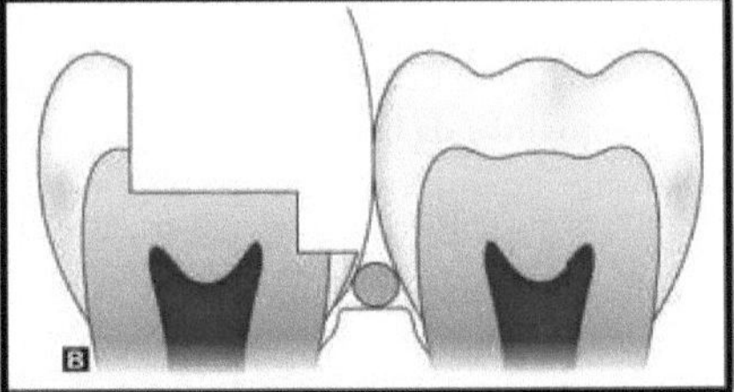

Fig. 8.4: (A) A cunha triangular não apoia firmemente a banda de matriz contra a margem gengival. (B) A cunha de palito redonda é preferível porque a sua ação de cunha está mais próxima da margem gengival.

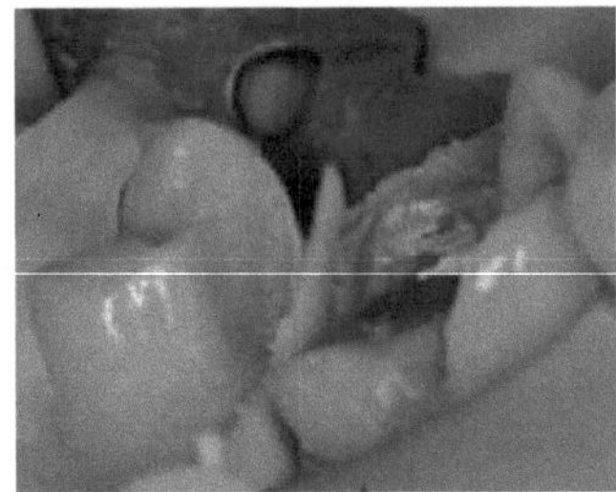

Fig. 8.5: Cunha

Técnica de cunha dupla:

A cunha dupla refere-se à utilização de duas cunhas - uma a partir da embrasura lingual e outra a partir da embrasura facial. A cunha gengival deve ser suficientemente apertada para evitar qualquer possibilidade de
saliência de amálgama em pelo menos os dois terços médios da margem gengival.

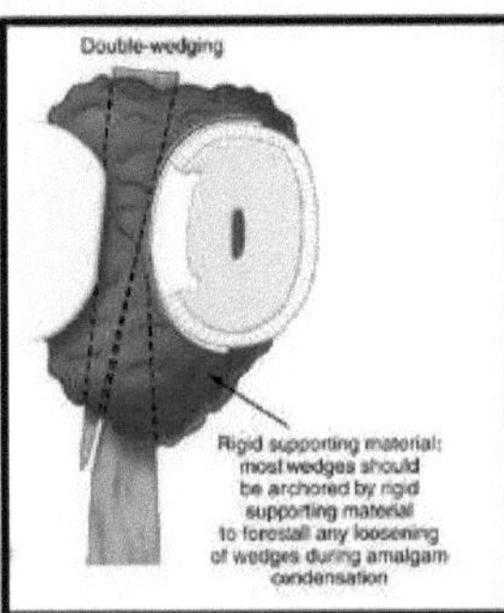

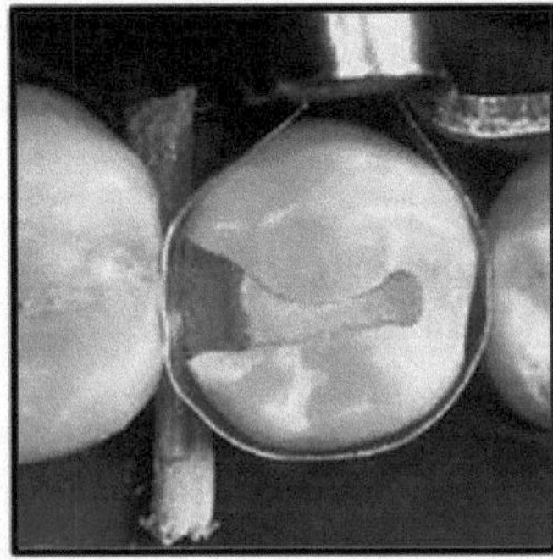

Fig. 8.6: Sistema de calço duplo

Técnica de cunha de costas (técnica de cunha sobre cunha):

Nesta técnica, são utilizadas duas cunhas, uma maior do que a outra, em que a maior é inserida normalmente e a cunha mais pequena é colocada por cima (piggy back) da maior. Utilizar em caixa proximal rasa com recessão gengival e para conseguir uma maior adaptação

e contorno da banda matriz. Indicado quando a caixa proximal é pouco profunda a nível gengival ou em caso de recessão gengival (apical) ou ambas. Se a cunha for significativamente apical à margem gengival, a segunda cunha (normalmente mais pequena) pode ser colocada ou apoiada sobre a primeira
cunha. Isto assegurará o contorno correto da banda da matriz (Fig. 8.7).

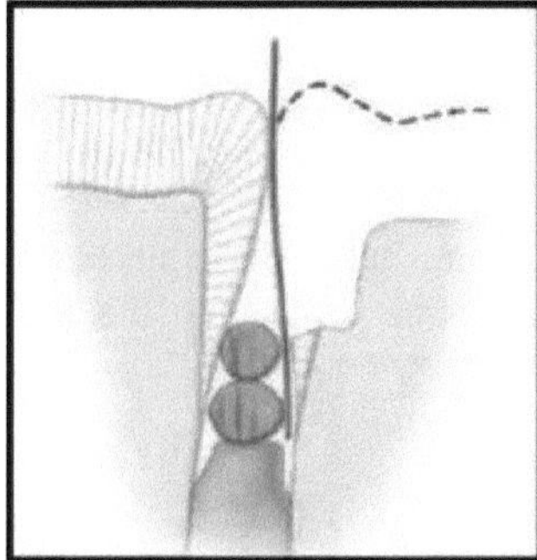

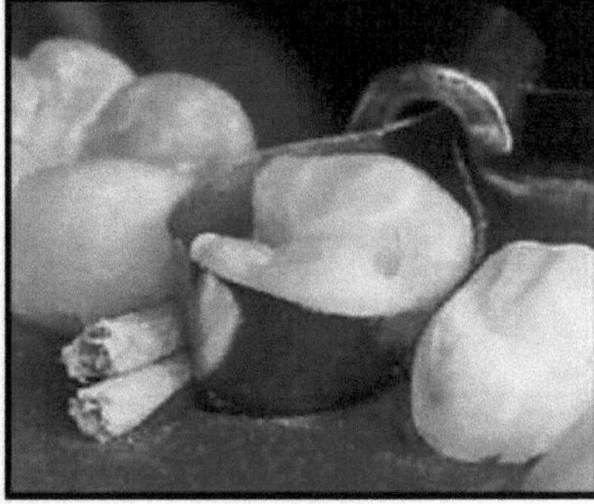

Fig. 8.7: Técnica de cunha de costas para o porco (técnica de cunha sobre cunha)

Técnica de cunha em cunha:

Nesta técnica, também são utilizadas duas cunhas, sendo uma inserida a partir da área de embrasura lingual, enquanto a outra é inserida entre a cunha e a banda de matriz em ângulo reto com a primeira cunha. Utilizada principalmente no tratamento do aspeto mesial do primeiro pré-molar superior, devido à existência de sulcos na raiz perto da área gengival. Esta técnica é usada ocasionalmente, quando uma concavidade (canelura) pode estar presente na superfície proximal que pode ser aparente na margem gengival. (Fig. 8.8).

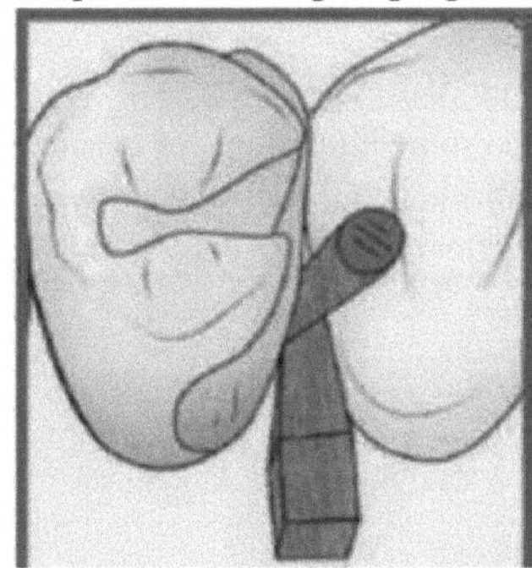

Fig. 8.8: Técnica de encunhamento em cunha

A margem gengival localizada nesta área côncava canelada será côncava. Assim, para cravar uma banda de matriz ligeiramente contra essa margem, pode ser inserida uma segunda cunha pontiaguda entre o suporte da 1ª cunha.

MOVIMENTO DENTÁRIO LENTO OU RETARDADO:

Indicações

Quando os dentes se desviaram e/ou inclinaram consideravelmente, o movimento rápido dos dentes para a posição correta colocará em perigo o ligamento periodontal. Por conseguinte, o movimento lento dos dentes, durante um período de algumas semanas, permitirá o reposicionamento correto dos dentes de uma forma fisiológica.

Métodos

Separação de fios

- São introduzidos pedaços finos de arame na gengiva até ao contacto e depois enrolados à volta do contacto
área.
- As duas extremidades são torcidas em conjunto para criar uma certa separação que não deve exceder 0,5 mm.
- As extremidades torcidas são então dobradas para dentro do orifício vestibular ou lingual.
- Os fios são depois apertados periodicamente para aumentar a separação. (Fig. 8.9)

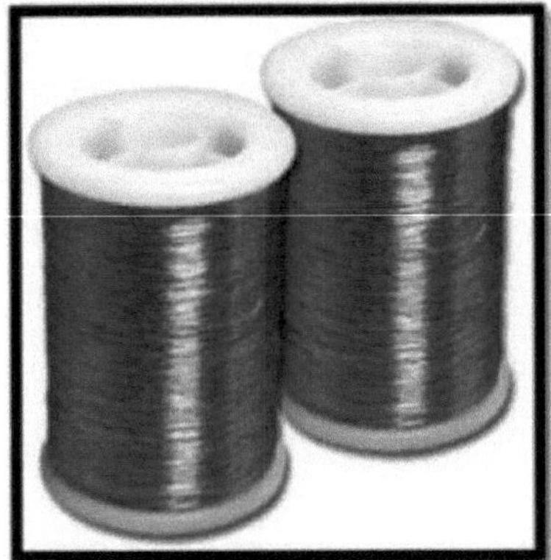

Fig. 8.9: Separação de fios

A. Temporários de grandes dimensões

Os provisórios de resina que estão sobredimensionados mesiodistalmente podem obter uma separação lenta. A resina é adicionada periodicamente às áreas de contacto para aumentar a quantidade de separação não superior a 0,5 mm. (Fig. 8.10)

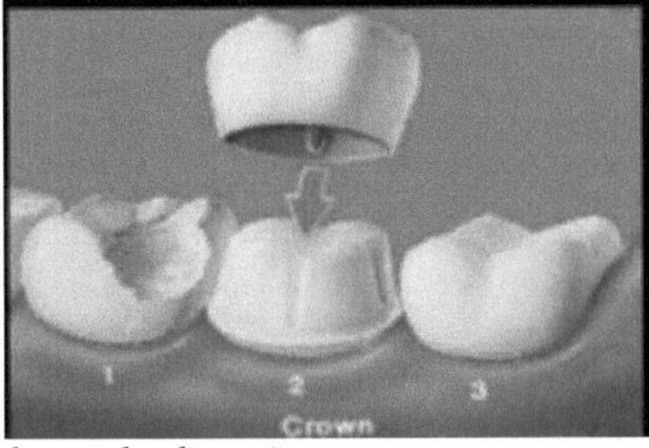

Fig. 8.10: Temporários de grandes dimensões

B. Aparelhos ortodônticos:

Os aparelhos ortodônticos são utilizados para corrigir problemas ortodônticos mais complexos e para atrasar o movimento dentário. São fixados aos dentes e consistem em brackets, bandas e arcos. São utilizados para movimentações dentárias de qualquer magnitude e têm demonstrado ser o método mais eficaz e previsível disponível. Resultados finais comparáveis podem ser alcançados com aparelhos ortodônticos razoáveis, mas eles requerem um tratamento mais longo. (Fig. 8.11)

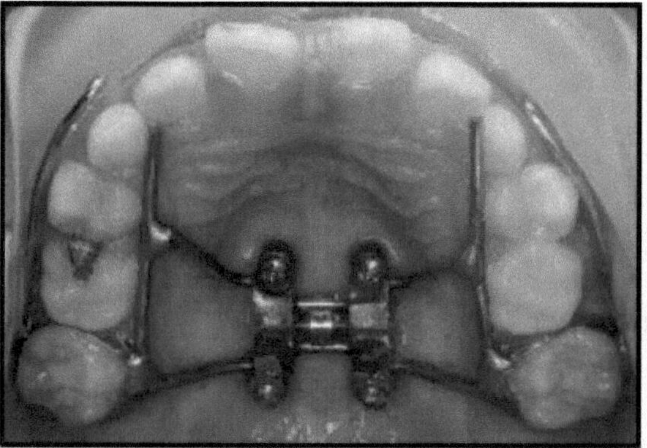

Fig. 8.11: Aparelhos ortodônticos

C. <u>Bastão de guta-percha</u>

Os bastões de guta-percha são utilizados em procedimentos dentários como restauração temporária de cavidades, de diagnósticoferramenta , para movimento dentário retardado e elemento para registo da mordida. É amolecido com calor e embalado na área proximal para gerar um movimento lento, resultando num espaçamento proximal. Normalmente indicado em dentes posteriores. A separação dos dentes demora normalmente 1 a 2 semanas.
(Fig. 8.12)

D. <u>Anel ou fita de borracha de separação</u>

A separação dos pontos de contacto entre dentes adjacentes é parte integrante de qualquer tratamento ortodôntico.

O separador ideal deve proporcionar uma separação rápida e boa, com o mínimo de desconforto para o paciente. O separador ideal deve proporcionar uma separação rápida e boa com o mínimo de desconforto para o paciente, facilitando assim o encaixe da banda no dente e também espaço suficiente para a restauração proximal da estrutura dentária. Para além disso, o separador deve ser fácil de limpar, ser radiopaco e não se perder. Têm sido utilizados diferentes tipos de separadores em medicina dentária, tais como fios de latão, elásticos de látex, elastómeros e separadores do tipo mola. É esticado e colocado interproximalmente entre dois dentes para obter

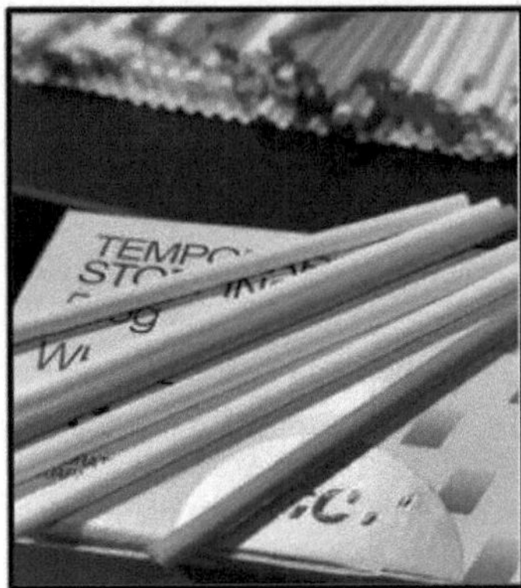

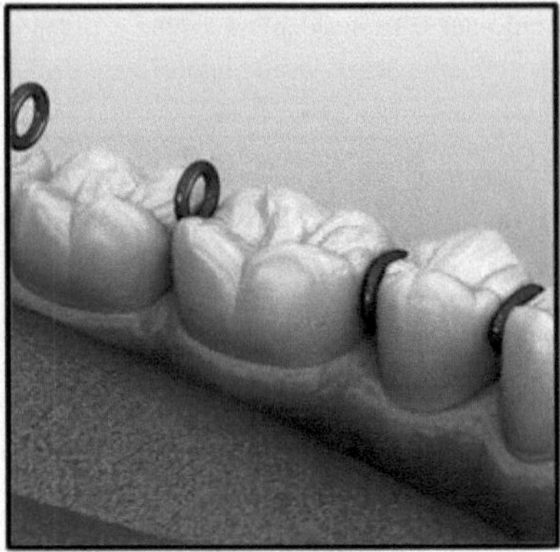

Fig 8 .1 2 : Bastão de guta-percha *Fig 8 .1 3 : Separação do anel ou do elástico de borracha*

Matrícula

Uma matriz dentária pode ser definida como uma peça de material de formato correto que forma a parede ausente do dente, que dá forma e formato à restauração durante a inserção e condensação do material de restauração. A primeira matriz foi introduzida na medicina dentária pelo Dr. Louis Jack em 1871.

Partes de uma matriz:

Estes incluem:

Banda: É uma peça de um material metálico ou polimérico utilizada para suportar e dar forma aos materiais de restauração durante a sua introdução e endurecimento.

- Retentor de matriz: é um dispositivo através do qual a banda pode ser retida na sua posição e forma designadas. O retentor pode ser um dispositivo mecânico, um fio, fio dentário ou um composto.

Função e objectivos:

- Substitui a parede em falta.
- Forma um ponto de contacto com o dente adjacente.
- Permite uma condensação adequada, diminuindo assim o teor de mercúrio residual e obtendo um enchimento homogéneo.
- Evita a saliência cervical da restauração.
- Possui o contorno tridimensional exato da futura restauração.
- Afastar a gengiva e o dique de borracha das margens da cavidade durante a inserção do material de restauração.
- Mantém a forma durante o endurecimento do material.
- Adapta os materiais de restauração à preparação da cavidade e à configuração da superfície pré-determinada.

Especificação de uma matriz:

Para obter resultados óptimos, a matriz deve satisfazer os seguintes requisitos

Facilidade de aplicação: A banda e o retentor devem ter um design simples, ser fáceis de aplicar e facilmente esterilizados

Não deve ser incómodo: O retentor ou a sua pega não devem interferir com a condensação da amálgama ou com o conforto do paciente.

Remoção: Após a condensação, a banda deve ser facilmente removida sem perturbar a restauração.

Rigidez: Dentro dos limites, a ligação tem de ser suficientemente rígida para confinar o material sob pressão, especialmente no caso de restaurações de grandes dimensões, para evitar que a banda abafe para fora devido ao excesso de amálgama indesejado.

Versatilidade: Uma matriz deve ser eficaz para proporcionar o contorno proximal desejado para a condensação.

Altura: O retentor e a banda devem ser pequenos e curtos o suficiente para que se estendam apenas uma pequena distância para além do comprimento do dente.

Contornos proximais: Uma boa matriz deve fornecer uma quantidade suficiente de material para esculpir um ponto de contacto fisiológico, evitando que a amálgama excessiva seja empurrada para além das margens gengivais.

Materiais de matriz

A banda de matriz pode ser feita de aço, cobre, latão e celuloide.

Posição da matriz: Deve estar sempre 1 mm abaixo da sede gengival e 1 mm acima do nível oclusal.

Espessura e largura da banda de matriz: 0,002 ou 0,0015 polegadas de espessura, 3/16 polegadas, 1/4 polegadas, 5/16 polegadas de largura.

Tipo de matriz disponível

Desde o início do século XVIII, foram introduzidos muitos tipos de matrizes para utilização clínica. Algumas das matrizes mais antigas já não estão disponíveis. No entanto, certas matrizes podem ser mais adequadas para uma determinada aplicação do que outras. Por conseguinte, é desejável estar familiarizado com a vasta gama de matrizes disponíveis. As matrizes são classificadas de duas formas: a primeira baseia-se no modo de retenção e a segunda baseia-se na transparência.

a. Matrizes baseadas no modo de retenção

- Matrizes retidas mecanicamente
- Matrizes auto-retidas

b. Matrizes baseadas na transparência

- Matrizes não transparentes
- Matrizes transparentes

As matrizes também podem ser divididas em três categorias com base na disponibilidade:

- Feito à medida
- Pré-formado
- Mecânica

> Feito à medida

Banda de ligação de Black Uma matriz de Black é uma das primeiras matrizes feitas por medida, conhecida como "banda de ligação de matriz". Pode ser utilizada como matriz uma placa metálica fina de cobre, latão, prata alemã ou aço inoxidável. A banda de matriz selecionada é ajustada a uma largura suficiente para cobrir desde a superfície oclusal até à margem gengival e deve ter um comprimento suficiente para rodear cerca de metade do dente. Esta fina banda de matriz é colocada na superfície proximal do dente e é enrolada firmemente duas ou três vezes à volta do dente, incluindo a banda de matriz e atada. Depois de se conseguir a separação pretendida, a matriz deve ser contornada de acordo com a forma da superfície proximal e, em seguida, finalizada com um polidor.

Banda T No início dos anos 70, as bandas T ganharam popularidade para restaurações de amálgama multi-superfície, preferencialmente restaurações de classe II. Podem ser utilizadas quando a adaptação de uma matriz convencional enfrenta algumas dificuldades. Esta matriz está disponível em latão curvo ou reto ou em aço inoxidável e em tamanhos largos ou estreitos. A banda T é de fácil aplicação, não requer instrumentação adicional e é razoavelmente económica.

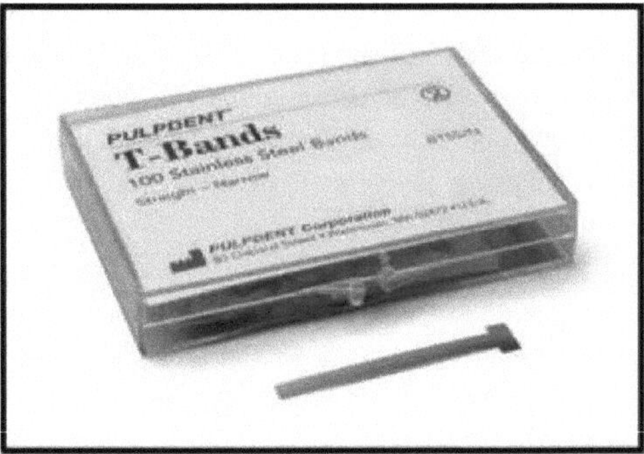

Fig. 8.14: Banda T

Junta de estanhagem

Pode ser utilizada uma junta de estanhagem para unir o material da matriz se não estiver disponível um soldador por pontos. A banda é primeiro apertada à volta do dente. Uma das duas extremidades livres é cortada mais curta do que a outra. A extremidade mais longa é então dobrada sobre a mais curta e ambas são dobradas novamente na mesma direção. A junta dobrada é pressionada firmemente com um alicate e a banda é contornada e posicionada no dente.

> Pré-formado

Seccional

Outro tipo de matriz que está disponível para utilização clínica é a matriz seccional pré-formada utilizada em conjunto com a matriz Palodent TM. A banda da matriz é pré-cortada e pré-contornada. A matriz Palodent utiliza um anel bipartido de dois dentes para a retenção da matriz. Esta matriz é fácil de aplicar. Primeiro, a matriz é posicionada interproximalmente e são utilizadas cunhas para fixar a banda nessa posição. O anel de dois dentes é espalhado com um suporte de grampo de borracha para dique e é colocado composto de modelação quente na ponta do anel. De seguida, o anel de dois dentes é aplicado nas áreas de embrasura bucal e lingual.

A superfície proximal da matriz está então pronta a ser polida para melhorar o contorno e o contacto da restauração. Este tipo de matriz não é adequado para restaurações multi-superfícies ou complexas. No caso da restauração MOD, podem ser utilizadas duas matrizes de forma independente e suportadas por dois anéis Palodent de cada lado. Apesar de serem fáceis de aplicar e baratos, os anéis Palodent podem atrapalhar o operador e pode ser necessário mais tempo para a colocação e condensação do material de restauração.

O sistema de matrizes Palodent ajuda a obter um isolamento fiável com um selamento gengival apertado. Com os designs avançados da Dentsply Sirona, a recriação de contactos interproximais precisos tornou-se fácil e previsível e as matrizes de formato anatómico proporcionam contornos naturais para melhores resultados clínicos sem equipamento volumoso, obstruções da sala de trabalho ou a necessidade de um acabamento interproximal extenso.

Quando se utilizam restaurações à base de resina, tanto o isolamento como a criação de um contacto preciso são essenciais para o sucesso dos resultados da Classe II. Os sistemas de matrizes seccionais e circunferenciais da Palodent foram concebidos para acertar à primeira, sempre. O anel, a cunha e a banda de matriz seccional ou banda de matriz circunferencial foram todos concebidos para complementar a anatomia natural do dente, trabalhando em conjunto para isolar, selar e moldar a restauração.

Ao longo dos anos, o sistema de matrizes Palodent provou ser um dos métodos mais fáceis e eficazes de maturação e, quando comparado com outros sistemas de matrizes, demonstrou melhores restaurações de contacto proximal.

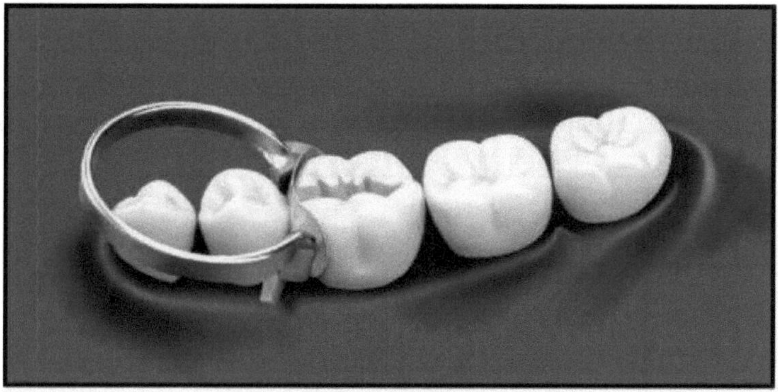

Fig. 8.15: Sistema de matriz Palodent

O Palodent Plus é um sistema de matriz seccional que assegura contactos e contornos precisos para cada caso, juntamente com resultados consistentes, mesmo após restaurações difíceis com cavidades largas e cúspides em falta.

Vantagens:

- Separa-se com anéis de retenção de níquel-titânio excecionalmente estáveis.
- Replica os contornos naturais com bandas de matriz de forma anatómica.
- Isolados com cunhas adaptativas e auto-guiadas.

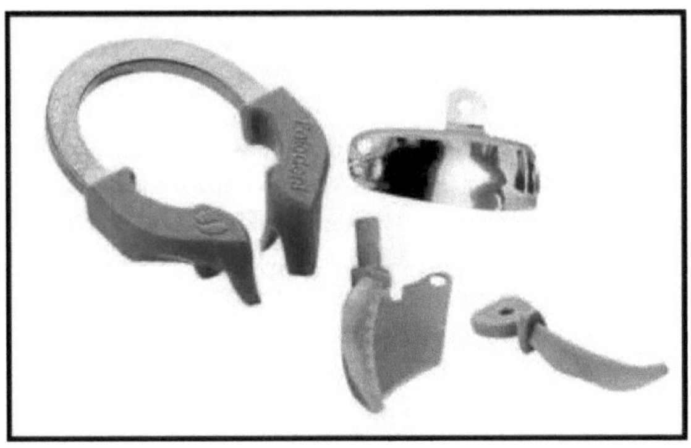

Fig. 8.16: Palodent Plus
(Sistema de Matriz Seccional)

Palodent 360 Para restaurações mais extensas, uma simples torção da roda do polegar aperta a banda de matriz pré-contornada para reproduzir a anatomia natural, sem necessidade de um retentor ou aplicador separado. Compatível com anéis e cunhas Palodent Plus. (Fig. 8.17)

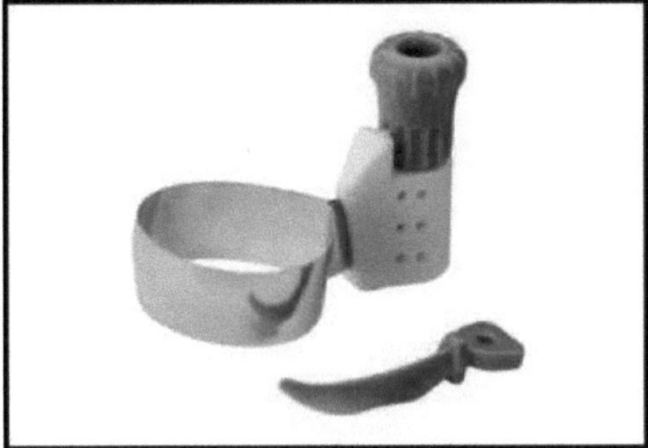

Fig. 8.17: Palodent 360
(Sistema de Matriz Circunferencial)

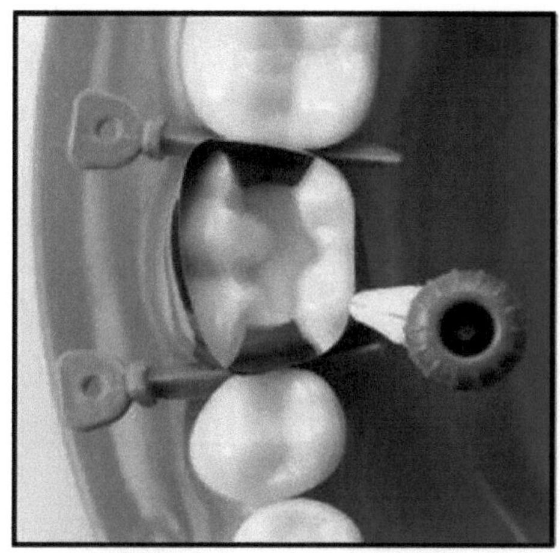

Fig. 8.18: Aplicação do Palodent 360

Automatrix

A Automatrix TM ou matriz sem retentor da L.D. Chaulk Co. Milford. Del é um tipo de matriz individual que não necessita de um retentor separado para a fixar ao dente. Este sistema de matriz está disponível desde 1977 e pode ser uma alternativa a uma banda de cobre sem costuras ou a quaisquer matrizes feitas à medida. Este sistema de matriz consome menos tempo e pode ser colocado no dente mais facilmente do que um anel de cobre e em muitas posições. As vantagens mais importantes são o facto de ser um método rápido, simples de remover e de haver um pequeno risco de fraturar a crista marginal. Winstanley, em 1977, afirmou que, embora possa ser usado na maioria dos dentes, não parece não parece ter quaisquer vantagens óbvias sobre outros tipos de matrizes para cavidades de tamanho convencional, para além de reduzir o volume na boca.

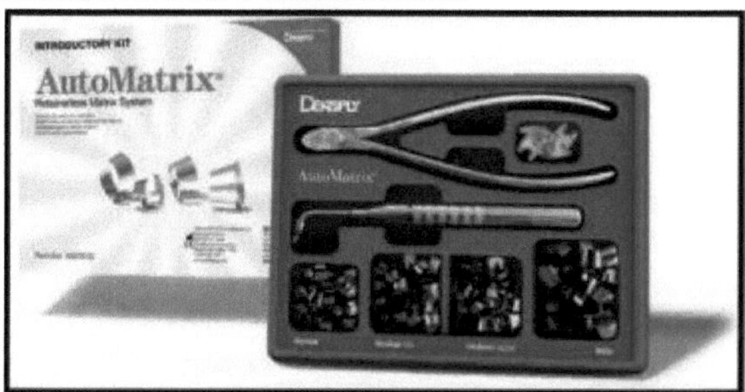

Fig. 8.19: Automatrix

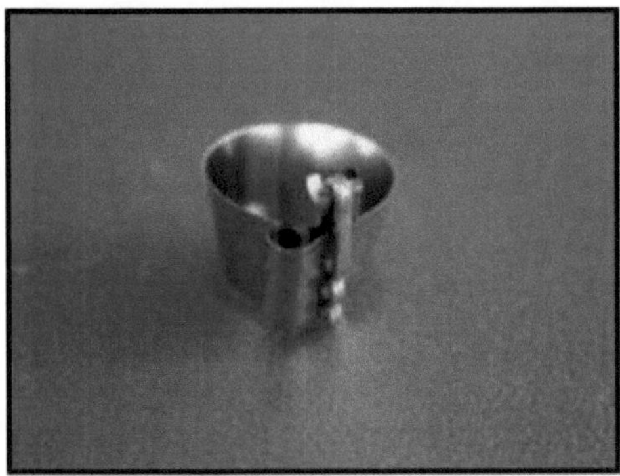

Figura 8.20: Automatrix TM L.D. Caulk Co

Circunferencial

As matrizes circunferenciais pré-formadas são mais úteis para dentes muito degradados ou mais precisas para restaurações complexas. O operador deve primeiro selecionar a banda mais próxima que se adapta à margem cervical do dente. Uma vez selecionado o tamanho adequado da banda, esta é recozida por aquecimento seguido de arrefecimento em água. A área de contacto proximal deve ser desbastada com pedra ou disco para permitir um melhor contacto. A superfície vestibular é marcada com um disco, facilitando o corte com uma faca e a separação para facilitar a extração. Por fim, a banda é festooned e contornada com um alicate de contorno, antes de ser colocada. A estabilidade e o apoio adicionais podem ser facilitados com cunhas e/ou massa de modelação. Este tipo de banda é deixado no local até que a amálgama tenha endurecido completamente.

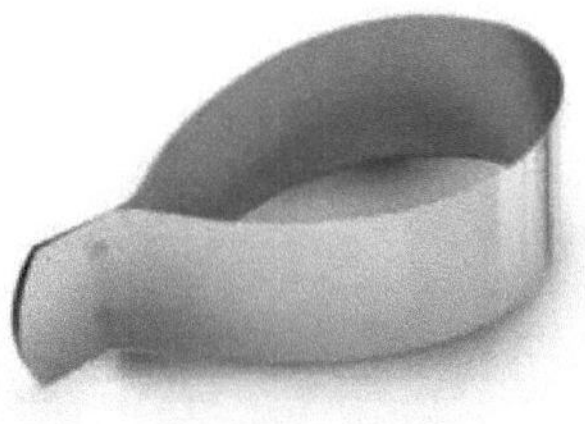

Fig. 8.21: Circunferencial

> Retentores mecânicos

Marfim n.º 1

Este retentor mecânico está disponível há muitos anos e é útil para restaurações de Classe I ou unilaterais. A ideia desta matriz deve a sua precedência aos operadores de folha de ouro. Este retentor segura a banda de aço inoxidável que fornece a parede em falta para a restauração da superfície proximal única. A banda da matriz é moldada pelo fabricante de forma a permitir a colocação em caixas proximais profundas. Existem quatro orifícios quadrados na extremidade da banda matriz que permitem que esta seja fixada em duas projecções em forma de diamante nos braços de pinça ajustáveis do retentor e ajustada ao tamanho. Quando a banda de matriz é colocada no dente e as cunhas estão na posição correta, o retentor pode ser ajustado. Esta matriz requer mais tempo devido à dificuldade durante a sua colocação. A principal vantagem deste tipo de matriz é que funciona quando uma matriz circunferencial não pode ser utilizada, especialmente na restauração de uma cavidade onde o contacto é demasiado apertado para uma matriz circunferencial, ou no caso de não existir um dente adjacente.

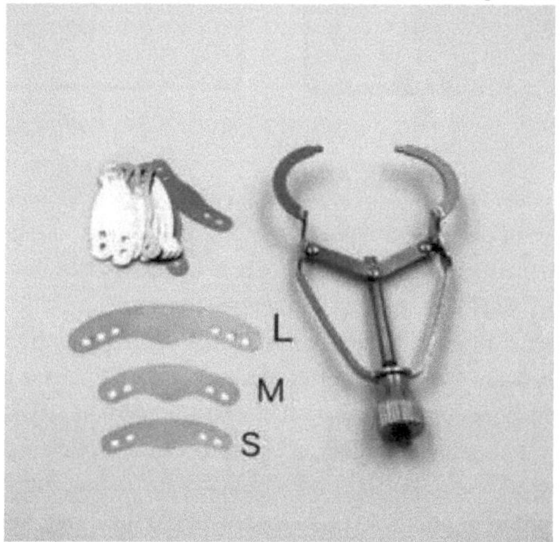

Fig. 8.22: Marfim nº 1

Circunferencial

A maioria das matrizes mecânicas circunferenciais requer um retentor para segurar, ajustar e retirar a matriz . Para o efeito, podem ser utilizados os modelos Ivory n.º 8 ou n.º 9, Siqveland, Wagner e Tofflemire.

Wagner

Green, em 1943, afirmou que o retentor de matriz de Wagner é normalmente utilizado para restaurar cavidades complexas. O maior problema com este retentor é que durante a retirada de uma matriz apertada, o contacto com o dente adjacente pode perder-se.

Siqveland

O grampo de matriz Ash® Siqveland é um retentor de banda auto-ajustável, simples de operar, adequado para uso em todos os dentes. Para obter os melhores resultados e evitar saliências gengivais, recomenda-se sempre o encunhamento da banda da matriz.

O retentor Siqveland foi inventado para minimizar os problemas encontrados com a matriz de Wagner. Um bloqueio giratório é incorporado neste retentor que permite a retirada da banda de forma segura no terço gengival do dente (Fig. 8.23 e 8.24).

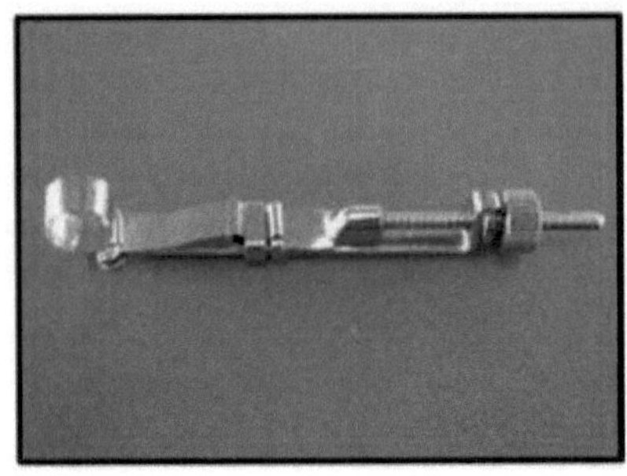

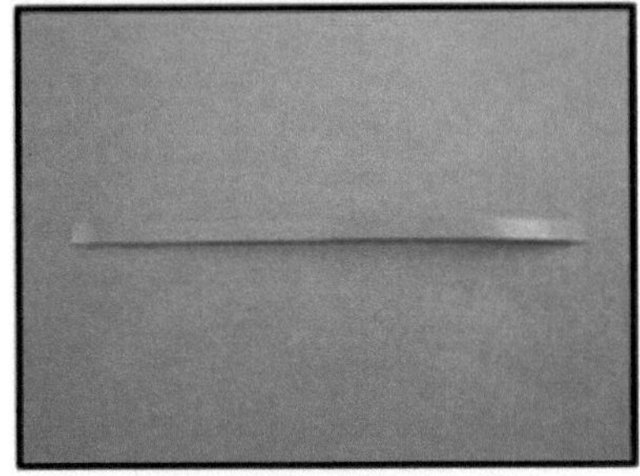

Figura 8.23: Retentor de Matriz Siqveland *Figura 8.24: Banda de Matriz Siqveland*

Tofflemire

A principal vantagem deste sistema é o facto de a banda poder ser colocada tanto por lingual como por vestibular e poder ser adaptada em estilos rectos ou contra-angulares, e em tamanhos regulares ou pequenos. É composto por quatro partes - cabeça, corrediça, fuso rotativo e parafuso de fixação. A cabeça é a parte que tem um lado aberto. Normalmente, neste lado, existem duas ranhuras onde uma banda de matriz pode ser posicionada. A corrediça é a parte que desliza quando aproximada da cabeça para a instalação da banda. O eixo rotativo é utilizado para ajustar a distância entre a corrediça e a cabeça. Finalmente, o parafuso de ajuste bloqueia e desbloqueia a banda da matriz na corrediça. Uma vez que a matriz esteja presa ao retentor, ela pode ser colocada no dente. Não deve ficar demasiado apertada na estrutura do dente, pois isso pode levar à perda de contacto e de contorno.

Estas bandas de matriz estão disponíveis em duas espessuras: 0,0015 e 0,0020 e em quatro estilos por espessura. Os retentores do tipo tofflemire em aço inoxidável podem ser utilizados com qualquer largura de banda. Um retentor do tipo Tofflemire prende com segurança, liberta-se instantaneamente e ajusta-se facilmente. As ligaduras incluem ligaduras planas de diferentes formas, ligaduras pré-contornadas e ligaduras com ou sem memória (metal macio). As bandas de matriz transparente também estão disponíveis para utilização com o retentor Tofflemire, mas podem até deformar-se se forem apertadas com firmeza e podem causar uma restauração defeituosa (Fig. 8.25 e 8.26).

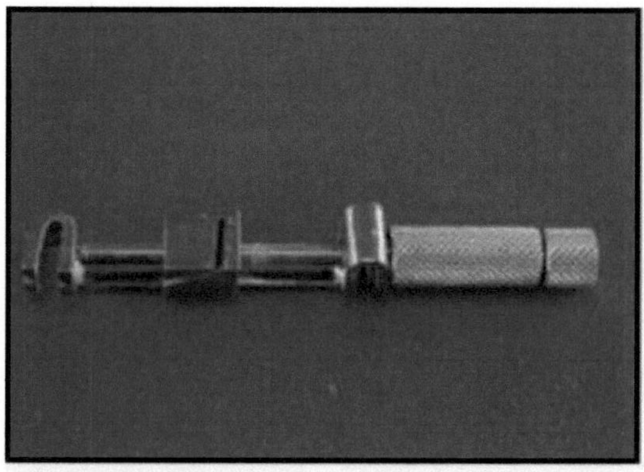

Figura 8.25: Retentor de matriz Tofflemire

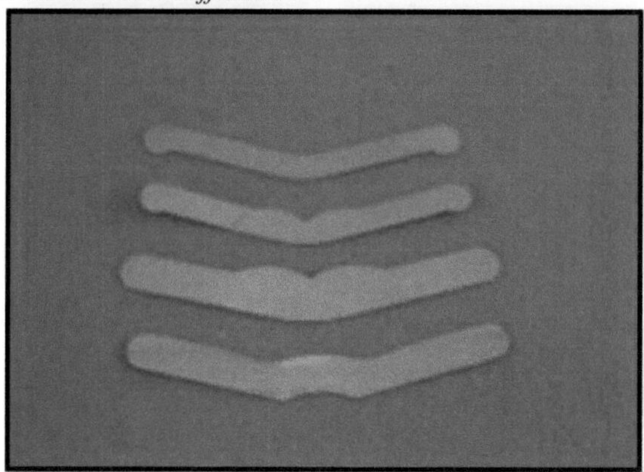

Figura 8.26: Banda da matriz de Tofflemire

- Contacto de construção com retentor circunferencial com banda de matriz de poliéster

Esta técnica envolve a utilização de um retentor circunferencial (Tofflemire) com uma banda de matriz transparente e cunhas transmissoras de luz. A técnica de utilização do Tofflemire

Vantagens:

Uma vez que é transparente, podem ser seguidos vários protocolos de cura, tais como a cura Trans esmalte, a cura Trans cunha, etc.

Desvantagens:

Pode criar um contorno anatómico plano se não for feito corretamente.

Caso clínico efectuado com Tofflemire:

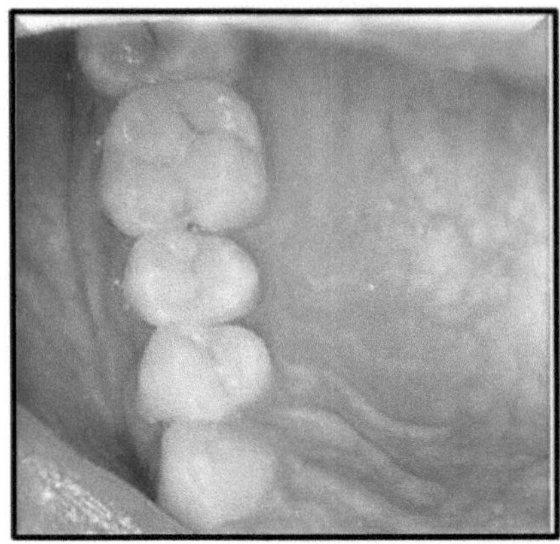

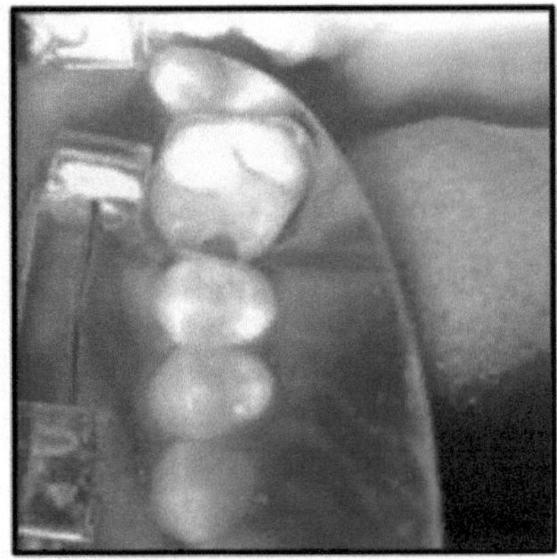

Fig: 8 2 7 : Fotografia pré-operatória Fig. 8 .2 8: Aplicação do sistema matricial e cavidade preparação

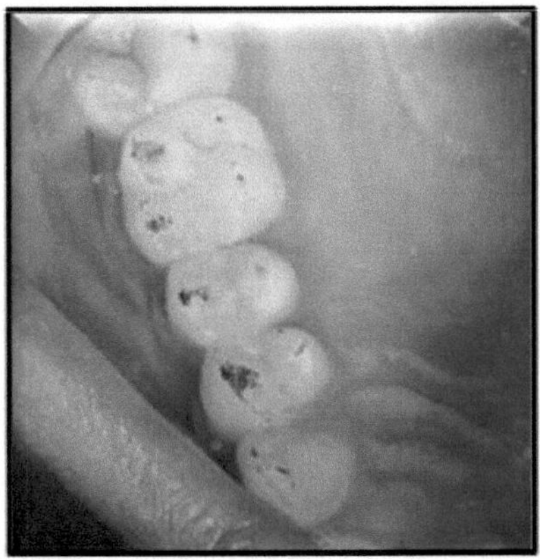

Fig 8 . 29 : Pós-operatório Fotografia

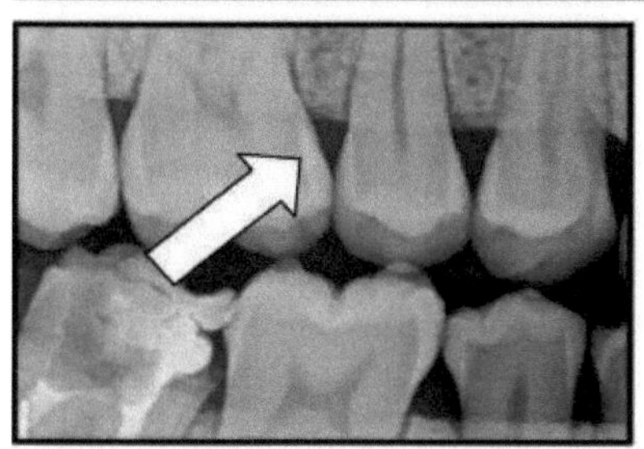

Fig. 8.30: Radiografia pré-operatória

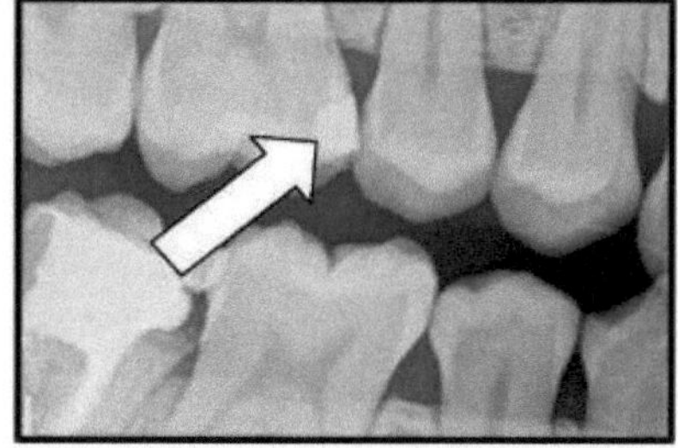

Fig. 8.31: Radiografia pós-operatória

- Contacto de construção utilizando o sistema de matrizes seccionais

A primeira matriz seccional com contornos foi introduzida em 1985 por Meyer, que possui uma banda metálica com contornos anatómicos e um anel de contacto que funciona segundo o princípio do anel separador ortodôntico. As matrizes seccionais são finas e têm a mais ampla seleção de estilos com uma extensão cervical para restaurações sub-gengivais. A matriz foi estabilizada por meio de cunhas de madeira colocadas distalmente e mesialmente, o que contribui para uma óptima adaptação gengival da banda da matriz.

Vantagens:

- É possível obter um bom contorno em cavidades pequenas e também através do polimento da banda em direção às superfícies proximais, o que permite um recontorno mais fácil da convexidade proximal
- É possível obter um contacto proximal apertado.

Desvantagens:

- Vários protocolos de polimerização não podem ser seguidos durante a restauração de compósitos, levando a uma polimerização inadequada. [51]
- O polimento prévio das bandas é essencial, caso contrário, pode levar a margens proximais demasiado salientes.

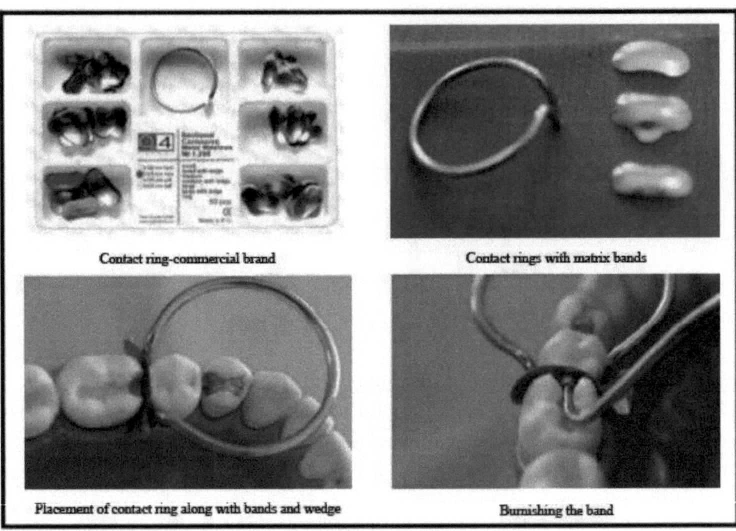

Fig. 8.32: Contacto do edifício com o sistema de matrizes seccionais

- Construção de contactos utilizando a matriz metálica com contorno de sela

O sistema de matrizes de sela é particularmente utilizado para os contactos que envolvem ângulos axiais amplos que não podem ser contornados utilizando matrizes seccionais. Este sistema é fornecido com um grampo ou pinça de mola cujos dentes são inseridos em tubos de forma cilíndrica nos bordos das matrizes de sela.

Vantagens:

- Simples e fácil de utilizar.
- Económico.

Desvantagens:

- Altamente sensível à técnica.
- Formulação de um contorno incorreto se a colocação da cunha não for efectuada. [50]

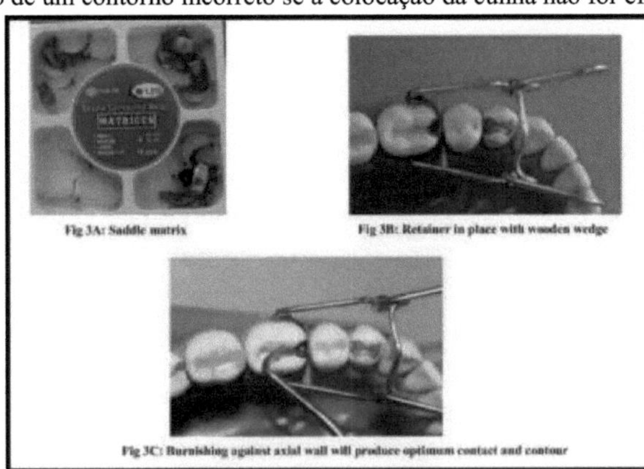

Fig. 8.33: Sistema matricial de selas e contactos do edifício

- Criação de contactos utilizando o sistema de matrizes seccionais Garrison

O sistema de matriz seccional Composi-Tight 3D Fusion da Garrison Dental Solutions é um sistema de fácil utilização que possui bandas de contorno natural com contactos na altura do contorno e

os seus anéis produzem uma separação óptima dos dentes para excelentes contactos apertados.

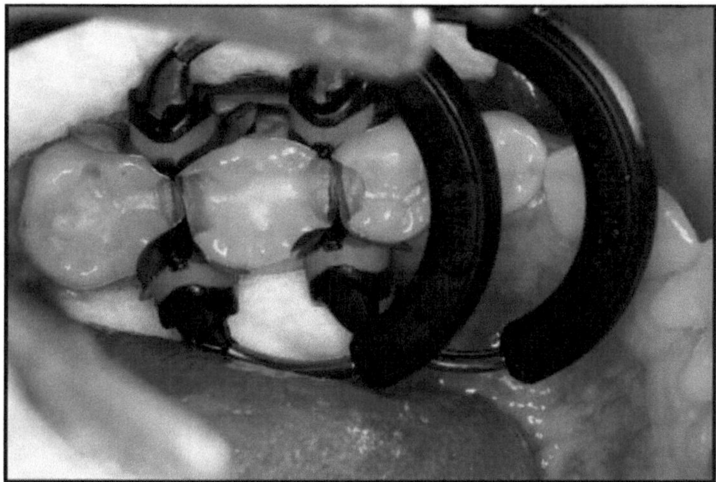

Fig. 8.34: Contactos do edifício utilizando o sistema de matrizes seccionais Garrison

Caraterísticas:

1. Sistema de retenção de fácil utilização
2. Faixas com contornos naturais
3. Lentes de contacto anatomicamente corretas
4. Contactos à altura do contorno
5. Os anéis produzem uma separação óptima dos dentes para contactos excelentes e apertados

Caso clínico realizado com o Sistema de Matrizes Seccionais de Garrison

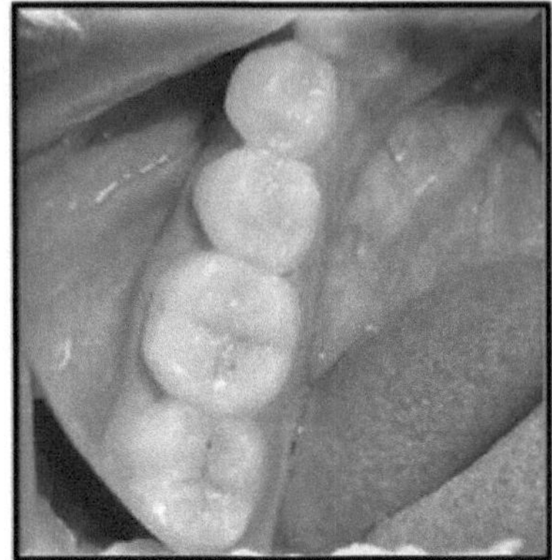

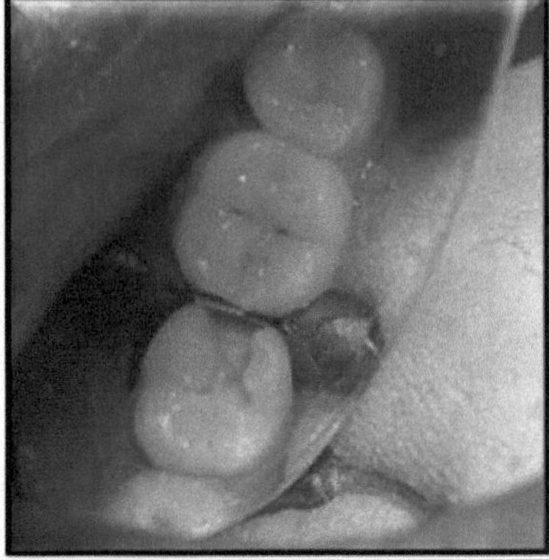

Fig. 8.35: Fotografia pré-operatória *Fig. 8.36: Aplicação do sistema Matrix e preparação da cavidade*

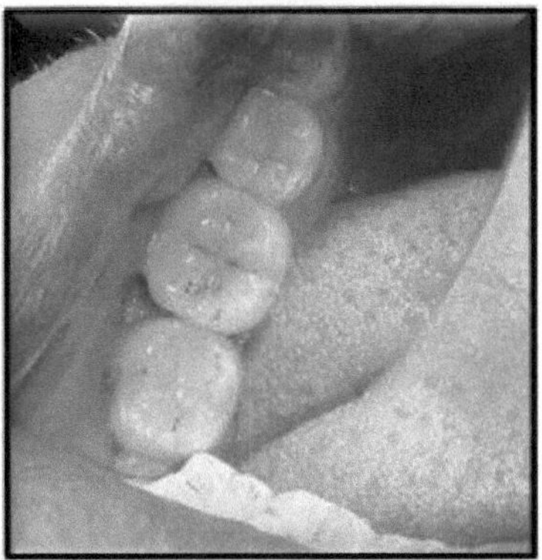

Fig. 8.37: Fotografia pós-operatória

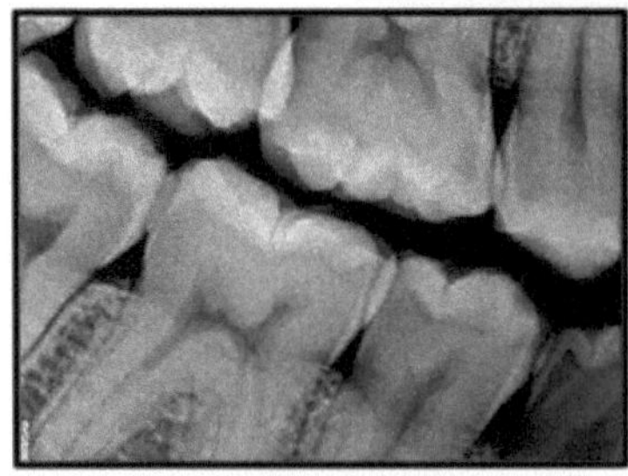

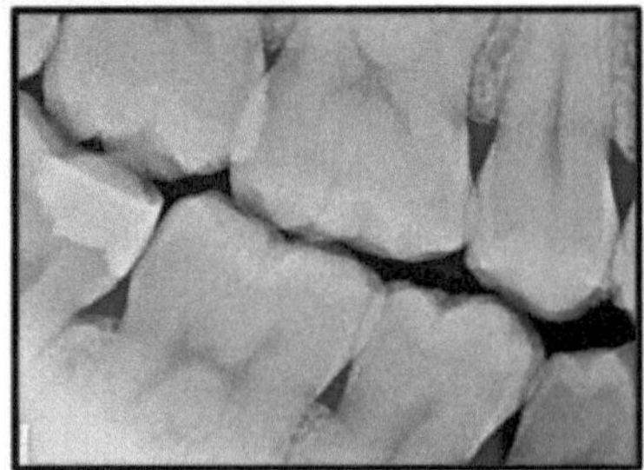

Fig. 8.38: Radiografia pré-operatória *Fig. 8.39: Radiografia pós-operatória*

- **Criação de contactos utilizando o sistema de matriz seccional Bioclear**

O sistema de matriz Bioclear é constituído por material de poliestireno especificamente concebido para permitir o fluxo real e a cura completa dos compósitos de enchimento a granel. Os anéis em ambos os sistemas modernos acima mencionados facilitam a modelação dos contornos proximais para garantir a estabilidade devido a anéis bem concebidos e cunhas que se complementam mutuamente.

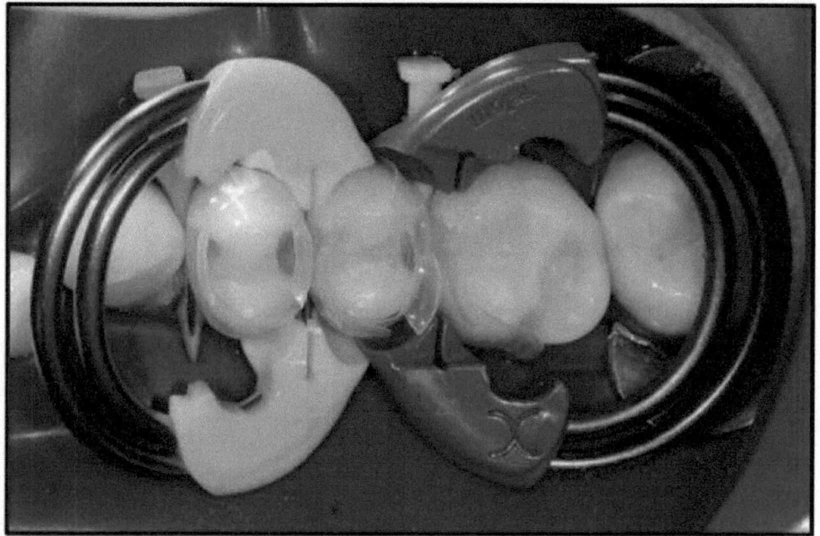

Fig. 8.40: Construção de contactos utilizando o sistema de matriz seccional Bioclear

- **Caso clínico**

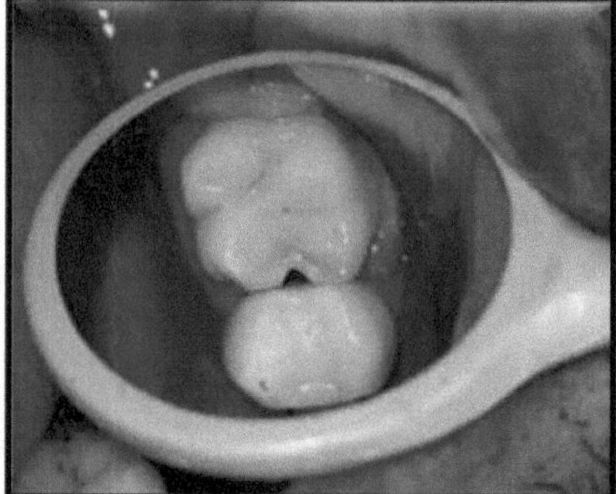

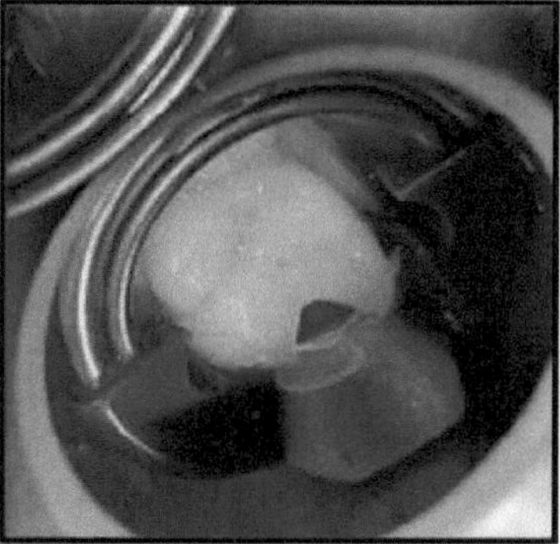

Fig. 8.41: Fotografia pré-operatória Fig. 8.42: Aplicação do sistema Matrix e preparação da cavidade

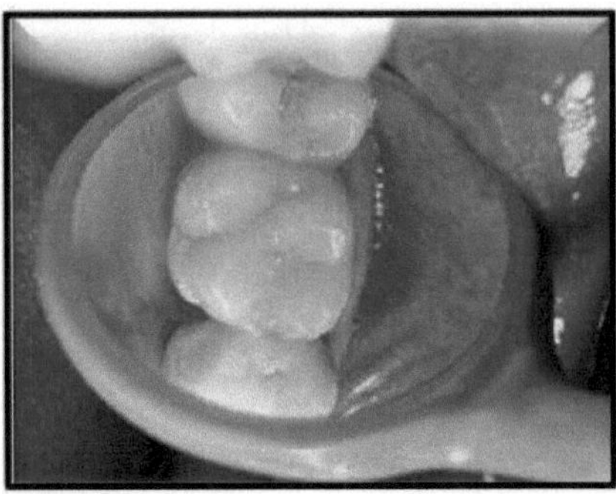

Fig: 8 .4 3 : Fotografia pós-operatória

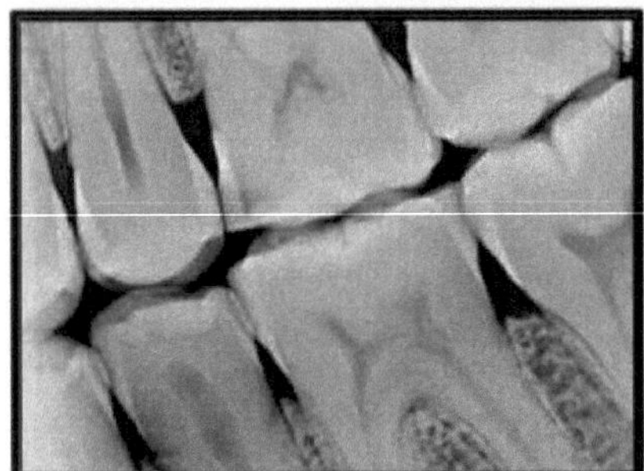

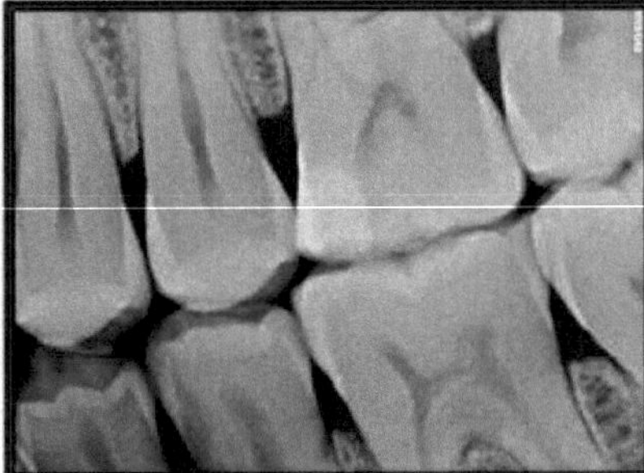

Fig 8 .4 4 : Radiografia pré-operatória *Fig 8 .4 5 : Radiografia pós-operatória*

- Um estudo realizado por Loomans BA, Opdam NJ, Roeters FJ et al (2006) concluiu que a utilização de matrizes seccionais combinadas com anéis de separação resultou em contactos proximais mais apertados em comparação com a utilização de sistemas circunferenciais (planos ou com contornos) num retentor Tofflemire[53].
- Num outro estudo realizado por Loomans BA, Opdam NJ, Roeters FJ et al (2006), concluíram que as restaurações posteriores de resina composta de Classe II colocadas com uma combinação de matrizes seccionais e anéis de separação resultaram num contacto proximal mais forte do que quando foi utilizado um sistema de matriz circunferencial.[54]
- Num estudo realizado por Roeters FJ, Opdam NJ et al (2008), os resultados concluíram que a utilização de uma matriz contornada (Palodent, Dentsply) resulta numa crista marginal mais forte de uma restauração de resina composta de Classe II, quando comparada com uma matriz reta em retentor Tofflemire.[55]
- Num estudo efectuado por Almushayti M, Arjumand B (2021), concluiu-se que os sistemas de bandas de matriz circunferencial e seccional não mostraram diferenças estatisticamente significativas relativamente à satisfação do operador durante a restauração de cavidades de classe II em dentes posteriores, mas a utilização de um sistema de bandas de matriz seccional foi considerada mais fácil do que a utilização de um sistema de bandas de matriz circunferencial.[56]

Formulação de contacto e contorno para dentes anteriores

Os compósitos são um dos materiais mais utilizados na reabilitação de defeitos em dentes anteriores, pelo que um conhecimento alargado sobre a utilização deste material é essencial para um clínico. Um dos principais desafios nas restaurações anteriores em compósito é estabelecer e reproduzir o contorno e a forma de contacto adequados. A aplicação da matriz é um passo crítico para atingir este objetivo nas restaurações anteriores em compósito.

Classificação

- Sistema matricial transparente
- Sistema matricial não transparente
- Sistema de matriz rígida.

Existem poucas falhas que podem, por vezes, ser criadas com a utilização da tira de Mylar, pelo que a utilização de sistemas de matrizes mais recentes irá restaurar satisfatoriamente o contorno e a forma de contacto adequados. Além disso, as falhas que se estendem das superfícies labial e palatina necessitarão de um índice de massa mais rígido.

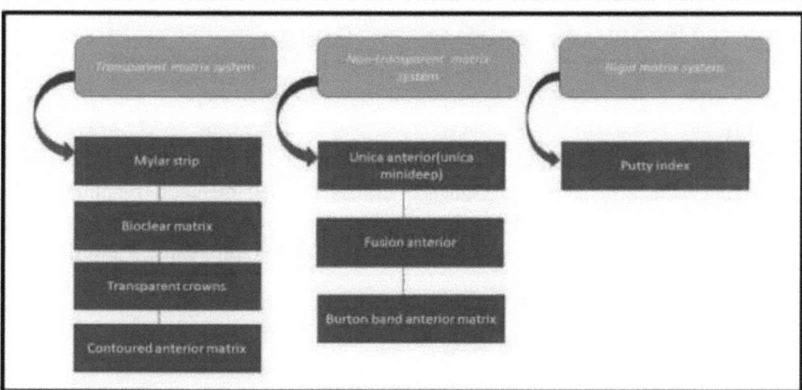

Fig. 8.46: Classificação do sistema matricial anterior

Fita de teflon

As tiras transparentes de Teflon e de acetato de celulose são exemplos de matrizes interproximais típicas. Estas tiras são úteis porque a resina pode ser fotoactivada através da matriz transparente. Quando esticada, a fita de politetrafluoroetileno (PTFE) pode atuar como uma barreira interdentária fina e criar uma área de contacto de restauração que é razoavelmente precisa. Pode utilizar-se uma cunha ou um instrumento de plástico plano para separar momentaneamente os dentes, de modo a facilitar a colocação da fita de PTFE entre as ligações de difícil acesso.

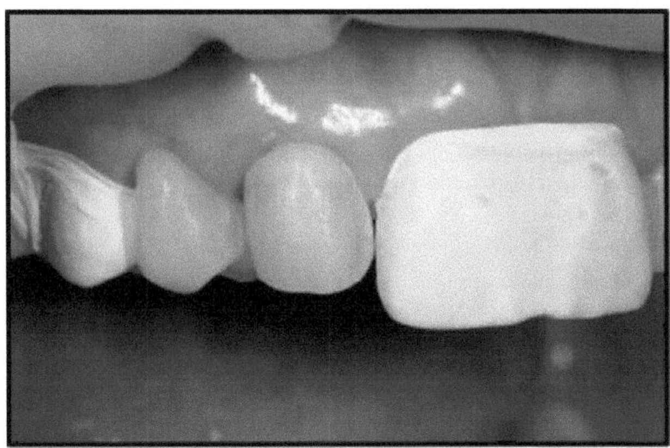

Fig. 8.47: Aplicação de fita de teflon

Fita Mylar

Quando o dente adjacente tem uma região de contacto plana, a tira de Mylar pode ser aplicada utilizando uma técnica de passagem. Quando utilizada isoladamente, a flexibilidade desta matriz dificulta o contorno de vastas áreas, o que resulta em contactos e contornos irregulares. A estabilização da matriz durante a restauração de lesões próximas é outro problema frequente.

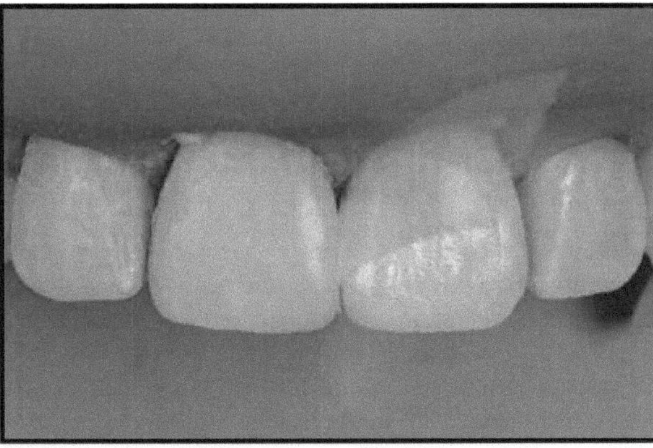

Fig. 8.48: Aplicação da fita Mylar

Índice de massa modificada utilizando fita Mylar

É feito um índice de massa dos incisivos quando o defeito a ser corrigido nos dentes incisivos é construído utilizando a técnica direta ou indireta. Depois de o defeito a restaurar nos dentes anteriores ter sido construído utilizando cera ou compósito simulado no modelo dos dentes do doente (técnica indireta) ou diretamente da boca do doente (técnica direta), é feito um índice de massa dos dentes anteriores. O índice é feito segundo o método convencional, utilizando material de silicone de adição ou condensação, mas a adição de material de silicone é a escolha preferida. O índice deve cobrir toda a superfície palatina do dente a ser restaurado e estender-se, pelo menos, por dois dentes de cada lado do dente a ser restaurado e cobrir apenas as pontas incisais dos dentes sem se estender sobre a face vestibular da superfície do dente. O índice de massa de vidraceiro é colocado na superfície palatina para a inserção do compósito após a aplicação do agente de ligação e do condicionamento ácido na superfície do dente a reparar. Nesta fase, é colocada uma tira de Mylar sobre o dente adjacente para evitar a adesão do material compósito, o que difere da abordagem típica. Uma vez criada a parede palatina/abóbada de compósito com as dimensões necessárias, o índice de massa é removido e a parte labial da restauração é efectuada com a ajuda da aplicação de apenas uma tira de mylar que é puxada sobre a superfície labial para obter o contorno labial desejado. O compósito é colocado com o índice de massa e a tira de mylar no lugar, e é criada uma parede/abóbada palatina que não se estende labialmente para além do meio do ponto de contacto ou do ponto de contacto com um índice de massa isolado ou em combinação com uma matriz flexível como a fita de PTFE (Teflon) ou uma tira de Mylar, podem ser colocadas restaurações de resina composta em dentes anteriores.

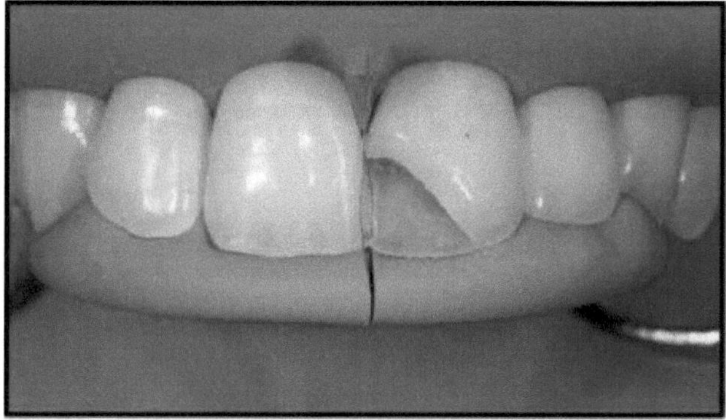

Fig. 8.49: Índice de massa modificado com fita Mylar para restauração de dentes anteriores

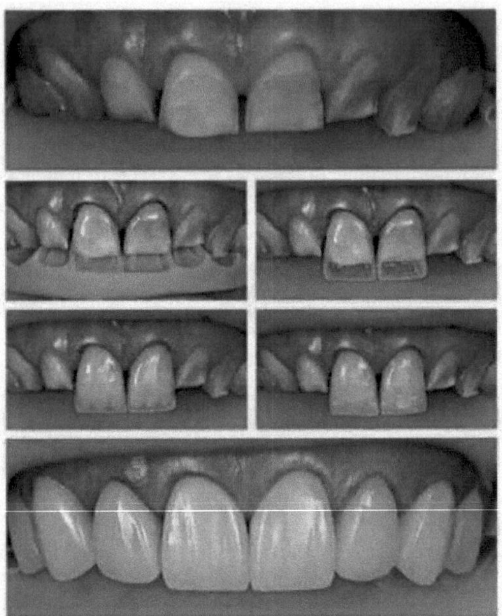

Fig. 8.50: Aplicação do índice de massa modificada para restauração de dentes anteriores

Sistema de matriz Bioclear (para restauração anterior)

A Bioclear foi introduzida no ano de 2007 pelo Dr. David Clark. As matrizes anteriores da bioclear são a abordagem atual à dentisteria com compósito. São utilizadas para dentisteria de restauração e procedimentos estéticos onde é necessário preencher pequenas áreas e têm menos curvatura do que as matrizes de fecho de diastemas. A estrutura anatómica da matriz bioclear permite uma reparação previsível ou alterações ao perfil emergente de um dente. A matriz pode ser utilizada sem cunha para fechar áreas estreitas com um grande contacto. A papila estabiliza e sela minimamente a matriz quando esta é colocada no sulco. As matrizes anatomicamente formadas da bioclear permitem que o compósito seja injetado/colocado no sulco sem o risco de uma margem saliente. A matriz bioclear suaviza e contorna o compósito interproximal.

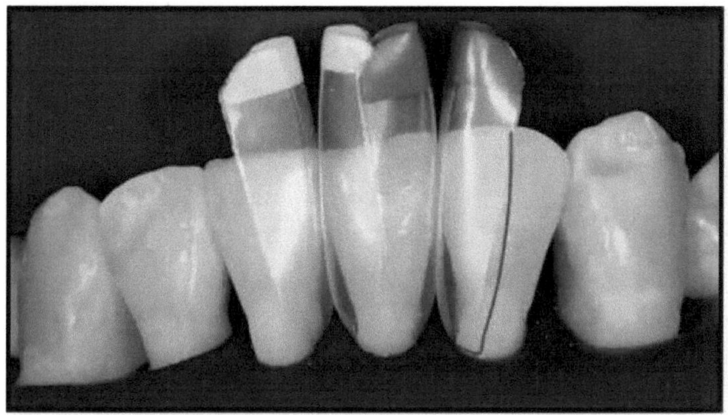

Fig. 8.51: Aplicação do sistema de matriz Bioclear na restauração de dentes anteriores mandibulares

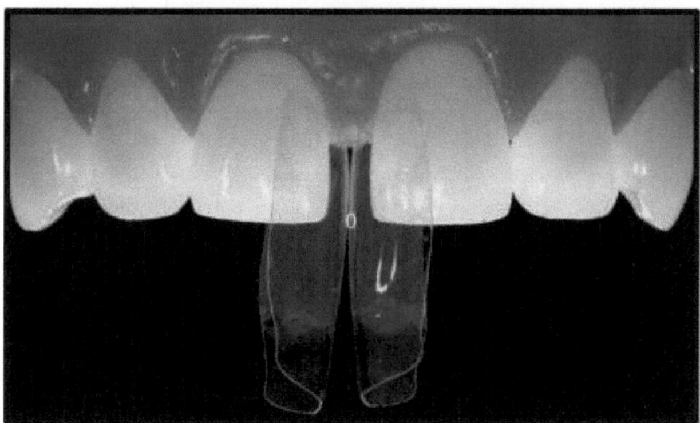

Fig. 8.52: Aplicação do sistema de matriz Bioclear na restauração de dentes anteriores maxilares

Blue View VariStrip TM (matriz anterior com contornos)

A Blue View VariStrip TM é uma nova matriz anterior contornada que proporciona a curvatura ideal e a banda ideal para restaurações anteriores. De uma extremidade à outra, a tira anatómica de 0,05 mm de espessura (plástico) é cónica. É excelente para a Classe IV e para o fecho de diastemas. A tira pode ser colocada interproximalmente e depois deslizada até que as alturas dos dentes estejam exatamente alinhadas. A anatomia ocluso-gengival é facilmente recriada com o pré-contorno e evitam-se os embrasures planos. A coloração azul adiciona contrastes entre a matriz e as estruturas dentárias sem comprometer a polimerização da resina composta. A coloração azul não afecta a polimerização, mas acaba com o incómodo de perder as tiras transparentes. A altura variável de 5 a 10 mm assegura que todos os dentes anteriores estão à altura correta. Os Mylars rectos podem, por vezes, produzir embrasures imprecisos e planos, triângulos pretos e aprisionamento de alimentos.

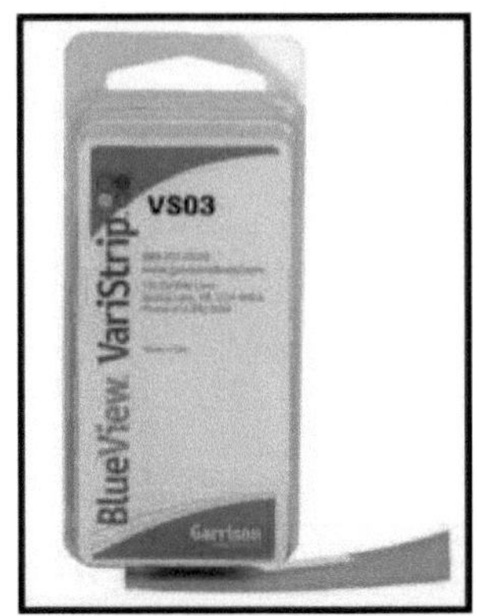

Fig. 8.53: Vista azul do VariStrip

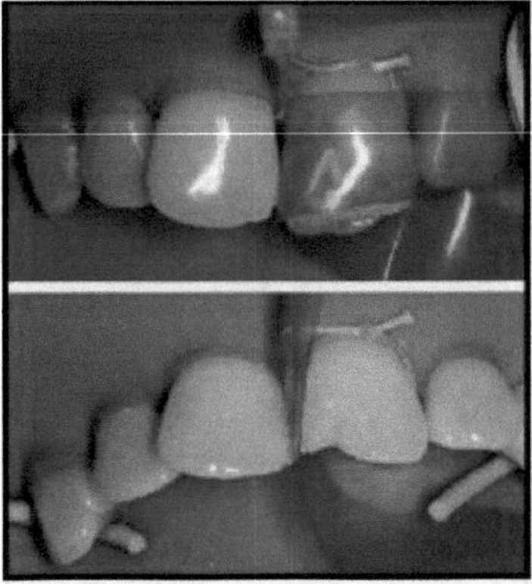

Fig. 8.54: Aplicação do Blue View VariStrip nos dentes anteriores do maxilar

CAPÍTULO IX

FORMULAÇÃO DE CONTACTOS E CONTORNOS ADEQUADOS EM CASOS ESPECIAIS

1. Sobrelotação dos dentes:

O apinhamento dentário causa dificuldades na colocação do sistema de matriz e na formulação de um contacto e contorno adequados. A inserção da cunha, a colocação de bandas de matriz e a formação da parede proximal são alguns dos problemas normalmente encontrados em caso de sobrelotação.

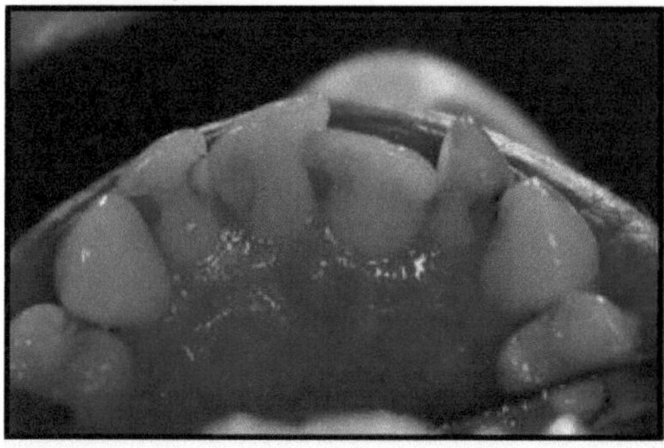

Fig. 9.1: Sobrelotação dentária

- Para criar espaço para a colocação da matriz, pode ser utilizada uma peça de mão em EVA.

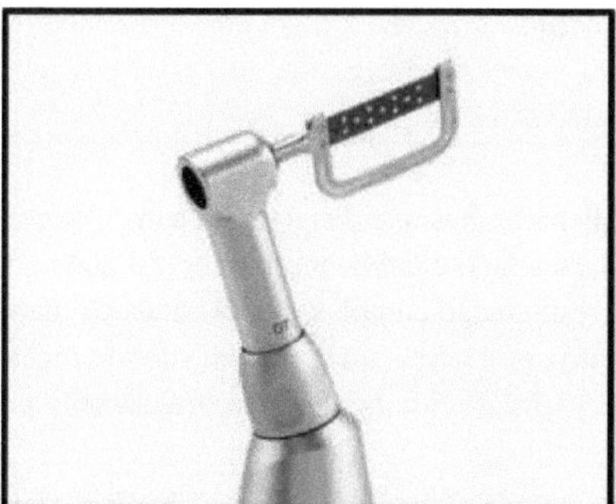

Fig. 9.2: Peça de mão em EVA

- Além disso, pode ser utilizada a matriz automática seguida da colocação do anel para criar contacto e contorno com os dentes adjacentes.

2. Durante a colocação do dique de borracha:

A utilização do dique de borracha é um passo muito importante em vários procedimentos conservadores e endodônticos. O armamentário do dique de borracha é constituído por folhas de dique de borracha, grampos e cunhas.

A colocação da pinça interfere por vezes com a colocação do anel da matriz.

A utilização do anel de contacto invertido e da braçadeira 8A Ivory pode resolver os problemas associados à barragem de borracha.

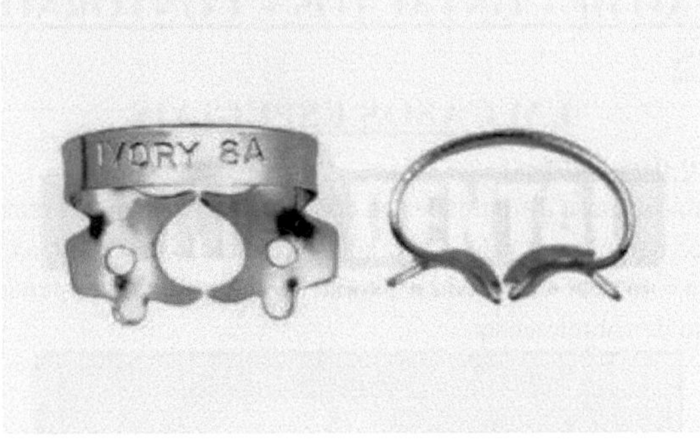

Fig 9.3: Abraçadeira do dique de borracha Ivory 8A

Cunhas posteriores podem servir para segurar o dique na área bicúspide, colocadas na face distal do dente adjacente.

> **Rau PJ et al (2006)** - testaram a hipótese de que a aplicação de um dique de borracha influencia a reconstrução das forças de contacto proximais, enquanto os dentes contra-laterais correspondentes não são afectados. No estudo, concluiu-se que a aplicação do dique de borracha afecta a força de contacto proximal.

Embora os resultados indiquem que a utilização de um dique de borracha aumenta o risco de resultados de contactos proximais mais fracos após a reconstrução com compósito diretamente inserido, não há dúvida de que a utilização de um dique de borracha é muito benéfica para todo o procedimento de tratamento.

> **D Heidemann, et al** - A borracha de proteção é recomendada para restaurações adesivas, uma vez que é útil para conseguir uma boa adesão entre o dente e os materiais de restauração. No entanto, a aplicação de borracha parece ser um fator que complica a reconstrução de contactos proximais adequados.

3. Cavidade MOD:

O anel pode ser colocado na parte mesial e distal do preparo. Pode ser utilizado um sistema de matriz de secção dupla em cada lado e também pode ser utilizado o Palodent 360.

Para a preparação MOD e restauração complexa, uma banda de matriz contínua também é indicada. Esta banda de matriz pode ser retida com um suporte mecânico e pode ser ligada. As bandas de cobre, utilizadas para este fim, podem ser cortadas com uma tesoura, alisadas e colocadas nos dentes.

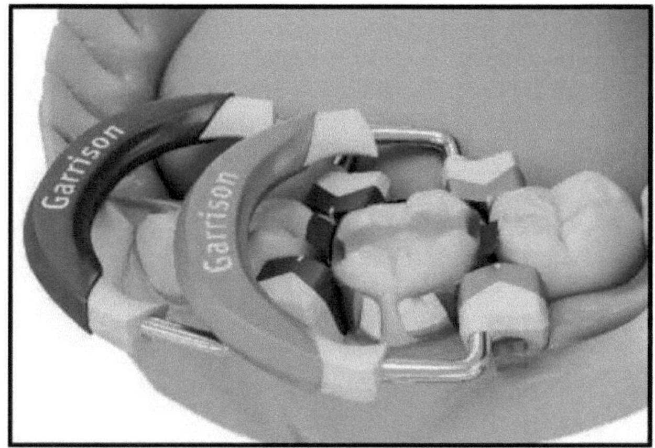

Fig. 9.4: Cavidade MOD

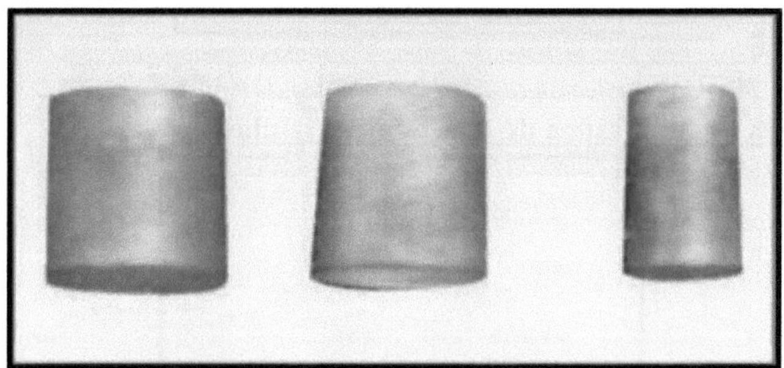

Fig. 9.5: Faixa de cobre

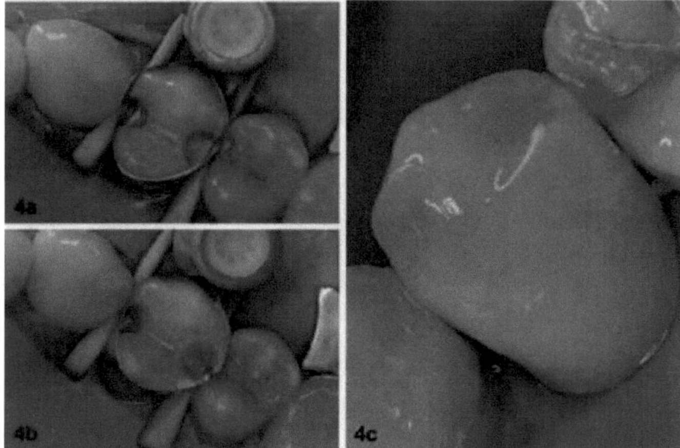

Fig. 9.6: Restauração na cavidade MOD

4. Contacto proximal entre o canino e o Ist pré-molar

Na superfície mesial do primeiro pré-molar superior, está normalmente presente uma concavidade na superfície proximal da gengiva até ao contacto e que se estende como canelura até à raiz. A margem gengival localizada nesta área é côncava. Para calçar uma banda de matriz firmemente contra essa margem entre o canino e o primeiro pré-molar, uma segunda cunha pontiaguda pode ser inserida entre a primeira cunha e a banda por "calçamento em cunha". A ação de cunha entre os dentes deve proporcionar uma separação suficiente para compensar a espessura da banda de matriz.

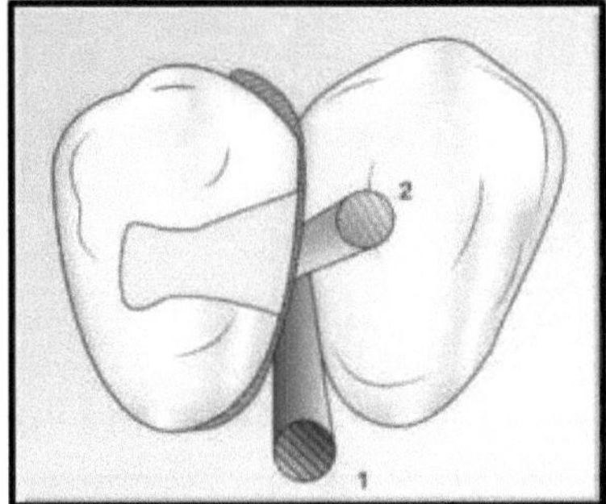

Fig. 9.7: Sistema de cunha: 1. cunha convencional;
2. Cunha vertical aplicada entre a banda da matriz e a cunha 1

5. Restauração simultânea de dois dentes vizinhos:

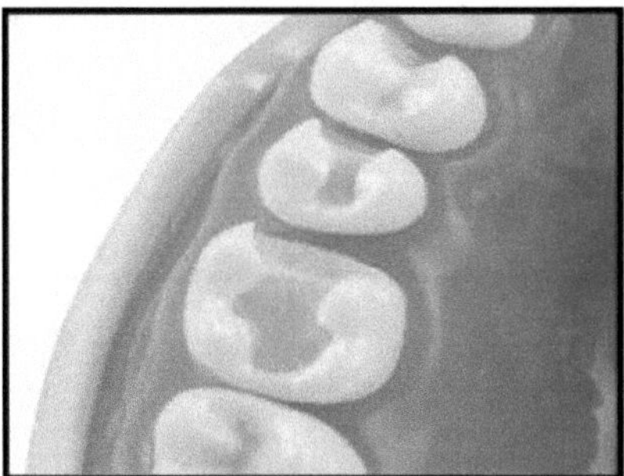

Fig. 9.8: Dentes vizinhos com cavidade

Requer a colocação do anel de contacto sobre a cunha. Solte a pinça de fixação suavemente para evitar deformar as matrizes. Nenhum dos preparos deve ultrapassar o ângulo da linha proximal vestibular, proximal e lingual.

6. Restauração de classe V

As matrizes para restaurações de Classe V estão disponíveis como pré-fabricadas ou podem ser fabricadas fora da cavidade oral. As matrizes normalmente disponíveis para restaurações de Classe V são:

i. Matrizes de plástico pré-fabricadas
ii. Colares de alumínio/cobre
i ii. Matriz anatómica

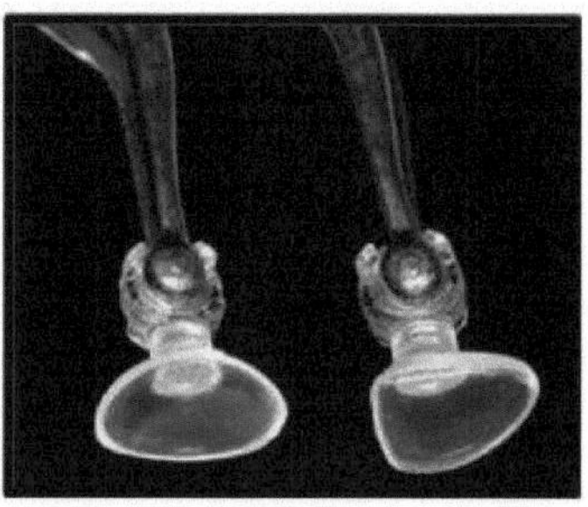

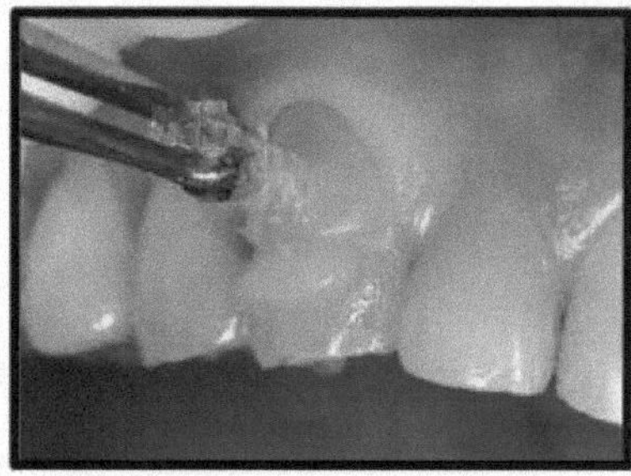

Fig. 9.8: Matrizes pré-fabricadas de plástico para o colo do útero
Fig. 9.9: Adaptação da matriz cervical à cavidade de classe V

7. MOD num dente sem pilar de um lado:

- Restaurado em duas fases:

Primeiro, a automatriz é utilizada juntamente com um anel de contacto e a restauração é concluída, mas não é contornada finalmente. Em segundo lugar, a superfície proximal de contacto é cortada para colocar uma restauração dentro de uma restauração.

Em seguida, é colocada uma matriz seccional e um anel para proporcionar uma superfície de contacto anatómica e contornos nas preparações de corte.

- Outra opção é a utilização conjunta da automatriz II e da matriz seccional. A matriz automática é colocada após a matriz seccional, abrangendo dois dentes, e é ligeiramente apertada para permitir a colocação do anel.

Em caso de resultados inadequados, pode ser utilizada a matriz automática ou outro tipo de matriz circunferencial.

Classe 1 Extesão bucal e palatina-

Em algumas condições, a extensão da cárie é observada na superfície vestibular do dente. A restauração destas cáries de extensão vestibular é importante, tendo em conta o contorno do dente e a sua relação positiva com os tecidos moles adjacentes. A técnica de banda sobre banda é utilizada nestes casos. Nesta técnica, após a colocação de um tofflemire juntamente com uma banda matriz perfeitamente ajustada, é inserida outra banda de tamanho pequeno entre a extensão vestibular da cavidade e a banda matriz já em posição. Também se certifica de que a peça mais pequena da banda matriz não está a colidir com a gengiva. Em seguida, insere-se uma cunha de tamanho reduzido entre as duas bandas de matriz. Isto ajuda a ajustar corretamente a banda de matriz e a adaptar-se ao contorno do dente. Uma vez executados todos estes passos, procede-se à avaliação da banda e à restauração.

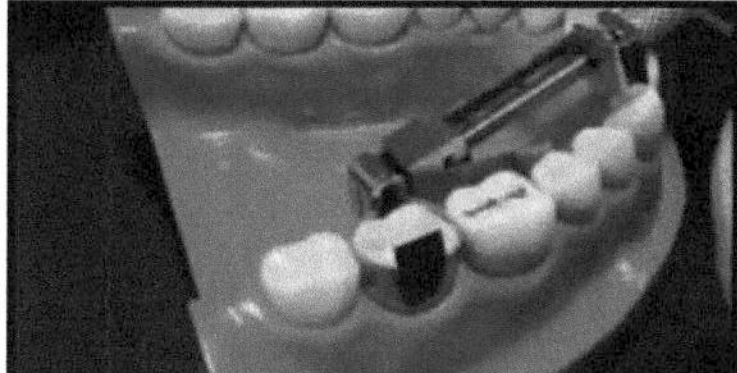

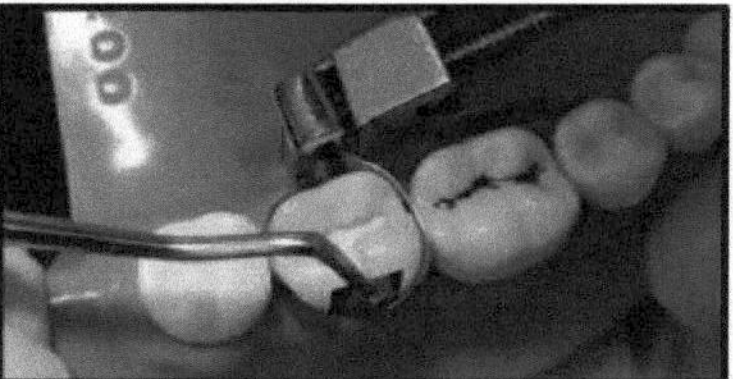

Fig. 9.10: Colocação de uma banda mais pequena entre Fig. 9.11: Inserção de cunha entre
tanto a banda de matriz tofflemire como a superfície do dente. as bandas de matriz.

8. Dente migratório:

Tem de ser resolvido através do brunimento da matriz seccional. As restaurações efectuadas nestes casos são normalmente ligeiramente sobrecontornadas.

9. Pedodontia:

Requer matrizes estreitas e a utilização de anéis com tempos curtos.

A composição curta - anel apertado é a mais adequada.[65]

Coroas de tiras.

Matrizes para utilização em Odontopediatria:

Banda T:

A banda é formada em círculo e as asas de extensão são dobradas para baixo para fixar a banda. A banda é adaptada para se ajustar ligeiramente ao dente e aparada com uma tesoura e a extremidade livre é dobrada para trás.

Matrizes seccionais:

Permite a colocação de múltiplas matrizes, fácil de utilizar e não circunferencial. Deve ser mantido no lugar por uma cunha de 2 polegadas de comprimento, apenas encaixada na área proximal preparada.

Matriz de Tofflemire:

Utilizado com pouca frequência porque não se adapta bem ao contorno dos dentes decíduos e é difícil de colocar como matrizes múltiplas.

Matriz soldada por pontos: Permite a colocação de várias matrizes É necessário um soldador desportivo ao lado da cadeira

Procedimento:

- Um pedaço de material de matriz com cerca de 1,5 polegadas de comprimento é formado num laço e as extremidades são soldadas (Spot).
- O material da matriz em forma de laço é adaptado com o alicate Howe.
- As bandas voltaram para o soldador por pontos, foram colocadas duas soldaduras.
- O material em excesso é cortado e recolocado no dente.
- São colocadas cunhas de madeira. Para remover - pode ser utilizado um instrumento de lâmina plana.
- Força de rotação excitada - permite a remoção fácil da banda.
- Um estudo realizado por **DK Murali** et al, 2021 avaliou que os sistemas Matrix (grupo I: T-band, grupo II: ProMatrix, e grupo III: Fender Mate) utilizados no estudo apresentaram bons resultados na restauração dos contactos e contornos proximais. O FenderMate apresentou poucos inconvenientes quando comparado com os outros dois sistemas de matrizes. Nenhum dos sistemas de matrizes utilizados no presente estudo foi capaz de criar contactos e contornos proximais 100% precisos.[65]

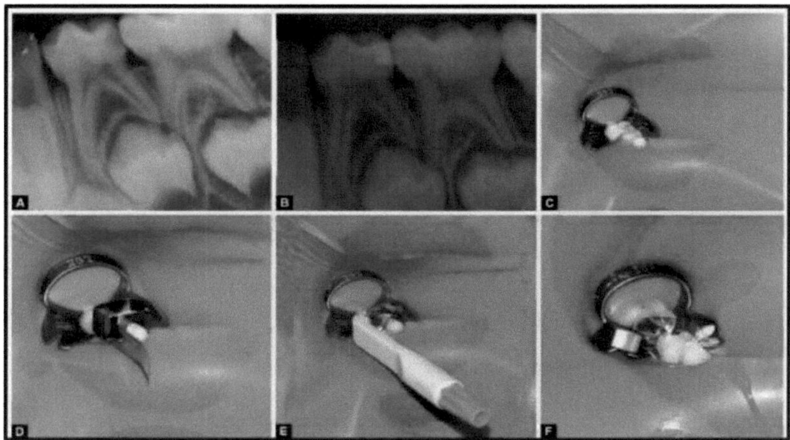

Fig. 9.12: Restauração em dentes decíduos

Coroas em tira Uma coroa em tira é essencialmente uma forma de coroa preenchida com um compósito que é colado ao dente. Uma vez que estas coroas de compósito proporcionam uma estética superior a outras formas de opções de restauração de cobertura coronal anterior e são fáceis de reparar em caso de lasca ou fratura subsequente, são extremamente populares para restaurar dentes anteriores primários. Continua a ser a primeira escolha entre 46% dos dentistas pediátricos para a restauração coronal completa de incisivos primários. As coroas de tira de resina representam uma opção excelente e estética para a restauração de incisivos decíduos cariados. Contudo, a seleção adequada dos casos e o controlo ótimo da humidade e da hemorragia são de importância vital para a longevidade destas restaurações (Fig. 9.7 e 9.8).

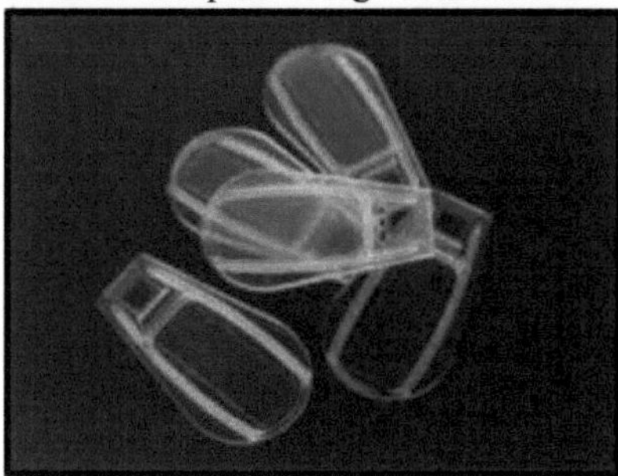

Fig. 9.13: Coroas em tira

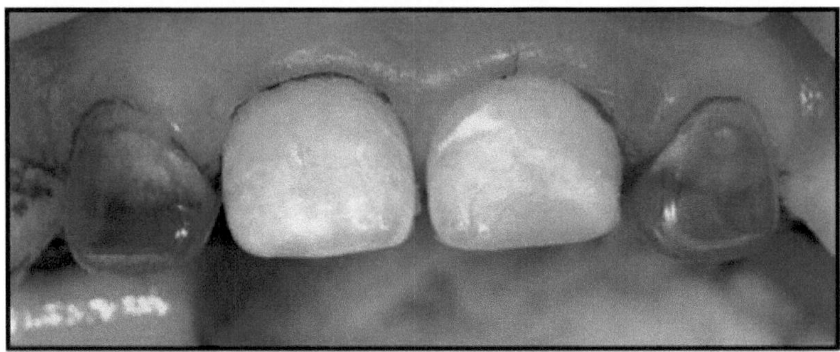

Fig. 9.14: Aplicação de coroas de tiras

Assim, em casos normais, ou em casos que requerem técnicas e ajustes especiais durante a colocação da banda de matriz e a restauração do contacto proximal, a compreensão e aplicação adequadas de todos os procedimentos são muito importantes e necessárias para obter uma relação harmoniosa positiva entre os tecidos duros e moles adjacentes ao dente.

CONCLUSÃO

Os dentes humanos foram concebidos de forma a que cada dente contribua significativamente para o seu próprio suporte, bem como para o suporte coletivo dos dentes na arcada do sistema estomatognático. O facto de não se preservar e respeitar a relação do dente com o seu meio envolvente não só causa o fracasso prematuro da restauração, mas também problemas periodontais, bem como o início de cáries em torno da estrutura dentária adjacente.

Uma compreensão clara da relação interproximal ajudará o clínico a preservar estas estruturas de uma forma muito melhor. Para conseguir um contacto ideal, o clínico deve ter um conhecimento adequado das formas dentárias ideais e da configuração da área proximal, de modo a reproduzi-las com materiais de restauração ideais.

Um vasto conhecimento de várias matrizes, separadores, cunhas e retentores serve de guia para reproduzir contactos quase normais entre os dentes, o que, por sua vez, ajuda a manter a cavidade oral em boa saúde.

A restauração não só substitui mecanicamente a parte perdida, como também actua como meio através do qual as forças físicas e mecânicas são transmitidas ao dente e ao tecido de revestimento. Cada dente tem o seu próprio padrão de tensão. É necessário um conhecimento profundo da ciência dos materiais dentários para compreender as propriedades físicas, incluindo a sua resposta à tensão.

A necessidade de uma matriz para a restauração de uma cavidade de classe II desenvolveu uma abundância de desenhos e dispositivos na procura, por parte da profissão dentária, de uma matriz universal que reproduzisse com precisão os contornos originais, ou naturais, e o contacto de um dente.

No entanto, em vez de desenvolver uma matriz universal, a profissão estabeleceu os princípios e requisitos básicos para uma matriz aceitável.

Estes requisitos são:

1. Prever uma quarta parede em falta. A banda deve confinar o material dentro da cavidade. A banda deve estender-se para além de todas as margens da superfície da cavidade num mínimo de 1 mm e deve estar 1-2 mm para além da crista marginal adjacente.
2. Rigidez. A banda deve ser suficientemente espessa para ser firme, mas suficientemente flexível para permitir o contorno com um polidor ou um alicate de contorno.
3. Contorno e contacto adequados. A banda deve estabelecer o contorno anatómico e o contacto para que seja necessário um mínimo de escultura da restauração. O contorno é colocado na banda com um brunidor ou um instrumento de contorno. O compósito também pode ajudar a estabelecer o contorno correto.
4. Estabilidade. A banda deve ser capaz de suportar as forças de condensação. Isto pode ser melhorado através da estabilização da matriz com cunha e composto de modelação.
5. Controlo da extrusão cervical do material de restauração. Este controlo deve ser assegurado através de uma adaptação marginal adequada e da colocação de cunhas.
6. Usabilidade. A matriz deve ser confortável para o doente, cómoda, sem problemas, fácil de utilizar, reutilizável e barata.

As restaurações dentárias e a saúde periodontal estão intimamente relacionadas entre si. A saúde periodontal é necessária para o funcionamento correto de todas as restaurações, ao passo que a estimulação funcional devida às restaurações dentárias é essencial para a proteção periodontal.

Restaurações coronais com modelação oclusal inadequada, sobredimensionadas proximalmente ou nas superfícies vestibulares/orais dos dentes, juntamente com restaurações sem contacto interproximal, influenciam negativamente o periodonto saudável e, além disso, constituem uma fonte adicional de irritação para o periodonto já afetado pela doença. Um tratamento adequado deve ter em conta a criação de uma anatomia dentária correta.

Assim, o conhecimento completo dos contactos e contornos antes e durante o procedimento de restauração é importante para manter a estrutura dentária sã e numa relação harmoniosa com os tecidos moles adjacentes.

REFERÊNCIAS

1) Shivakumar AT, Kalgeri SH, Dhir S. Considerações clínicas em dentisteria de restauração - uma
revisão narrativa. Jornal da Organização Internacional de Investigação Clínica Dentária. 2015 ;7:122-9.

2) Nelson SJ. Wheeler's dental anatomy, physiology and oclusion-e-book. Elsevier Ciências da Saúde; 30 de setembro de 2014.

3) Boushell LW, Sturdevant JR. Significado clínico da anatomia e histologia dentárias, fisiologia e oclusão. Sturdevant's Art & Science of Operative Dentistry. 2019:140.

4) de Paiva MA, Leite DF, Farias IA, Costa AD, Sampaio FC. Caraterísticas anatómicas dentárias
e cáries: Uma relação a ser investigada. Anatomia Dental. 2018 :61.

5) Hazen SP, Osborne JW. Relação da medicina dentária operatória com a saúde periodontal. Dent
Clin North Am. 1967 ;11:245-54.

6) Raghu R, Srinivasan R. Otimização da forma do dente com compósito posterior direto restaurações. J Conserv Dent. 2011;14:330.

7) Parameswaran A. A arte e a ciência da medicina dentária operatória de Sturdevant. Jornal de
Dentisteria Conservadora. 2013;16:480.

8) Khan FR, Umer F, Rahman M. Comparação do contacto proximal e dos contornos de pré-molares restaurados com uma restauração de compósito utilizando uma banda de matriz circunferencial com e sem anel de separação: Um ensaio clínico randomizado. Int J Prosthodont Restor Dent. 2013;3:7-13.

9) Shivakumar AT, Kalgeri SH, Dhir S. Considerações clínicas em dentisteria de restauração - uma
revisão narrativa. Jornal da Organização Internacional de Investigação Clínica Dentária. 2015 ;7:122-9.

10) Linkow LI. Áreas de contacto em dentições naturais e próteses fixas. The Journal of prosthetic dentistry. 1962;12:132-7.

11) Burch JG. Considerações periodontais em dentisteria operatória. The Journal of prosthetic dentistry. 1975;34:156-63.

12) Sikri A, Sikri J. Textbook of conservative and restorative dentistry (Livro de texto de dentisteria conservadora e restauradora). J Conserv Dent. 2020;23:111.

13) Markose D. Restaurar os contactos proximais dos dentes. IOSR J Dent Med Sci. 2017;16:46-9.

14) Palamara JE, Palamara D, Messer HH. Tensões na crista marginal durante a carga oclusal. Aust Dent J. 2002;47:218-22

15) Owens BM, Phebus JG. Uma revisão baseada em evidências dos sistemas de matrizes dentárias. Gen Dent. 2016 ;64:64-70.

16) Eshleman JR, Janus CE, Jones CR. Desenhos de preparações dentárias para próteses parciais fixas ligadas por resina relacionados com a espessura do esmalte. The Journal of Prosthetic Dentistry. 1988;60:18-22.

17) Roberson T, Heymann H, Swift E. Sturdevant's Art and Science of Operative Dentistry 4th edition St: Mosby. 2000:194-6.

18) Ramdas R, Kumar R, Balan P, Rajeesh MG, Palottil AS. Avaliação comparativa da resistência à compressão e à flexão de materiais nanocompostos mais recentes com compósitos híbridos convencionais - um estudo in vitro. IOSR-JDMS. 2017;16:65-9.
19) Kaladevi M, Ramaprabha B. Biomecânica em dentisteria de restauração. Int. J. Appl. Dent. Sci. 2020;6:251-6.
20) Kaladevi M, Ramaprabha B. Biomecânica em dentisteria de restauração. Int. J. Appl. Dent. Sci. 2020;6:251-6.
21) Schuyler CH. Factores de oclusão aplicáveis à dentisteria restauradora. The Journal of Prosthetic Dentistry. 1953;3:772-82.
22) Warreth A. Fundamentos de oclusão e dentisteria de restauração. Parte I: Princípios básicos. Jornal da Associação Dentária Irlandesa. 2015;61:201-210.
23) Shivakumar AT, Kalgeri SH, Dhir S. Considerações clínicas em dentisteria de restauração - uma revisão narrativa. Jornal da Organização Internacional de Investigação Clínica Dentária. 2015 ;7:122-9.
24) Wirsching E, Loomans BA, Klaiber B, Dörfer CE. Influência dos sistemas de matriz na estanquicidade do contacto proximal de restaurações posteriores de compósito de 2 e 3 superfícies in vivo. Journal of dentistry. 2011;39:386-90.
25) Saber MH, Loomans AC, Zohairy AE, Dörfer CE, El-Badrawy W. Avaliação da tensão de contacto proximal de restaurações de resina composta de Classe II. Dentisteria operatória. 2010;35:37-43.
26) Hansen PA, Atwood A, Shanahan M, Beatty M. A precisão da avaliação clínica dos contactos interproximais utilizando diferentes métodos. O Jornal de Odontologia Protética. 2020;123:284-9.
27) Hickel R, Mesinger S, Opdam N, Loomans B, Frankenberger R, Cadenaro M, Burgess J, Peschke A, Heintze SD, Kühnisch J. Revised FDI criteria for evaluating direct and indirect dental restorations-recommendations for its clinical use, interpretation, and reporting. Clinical oral investigations. 2023;27:2573-92.
28) Montenegro SP, Ramidan JC, Michelon MM, Breves RC, Fonseca GV, Teixeira MK, Lourenço EJ, Telles DD. Desenvolvimento de critérios clínicos para a avaliação de restaurações indiretas. Journal of Esthetic and Restorative Dentistry. 2023;35:1301-14.
29) Eli I, Weiss E, Kozlovsky A, Levi N. Wedges in restorative dentistry: principles and applications. Jornal de Reabilitação Oral. 1991;18:257-64.
30) Kishore MS, Thivya PA, Sravya RL, Chandaveni V. Separação rápida para redução simplificada do esmalte - uma forma inteligente de trabalhar. Journal of Advanced Clinical and Research Insights. 2016;3:183-4.
31) Saber MH, Loomans AC, Zohairy AE, Dörfer CE, El-Badrawy W. Avaliação da tensão de contacto proximal de restaurações de resina composta de Classe II. Dentisteria operatória. 2010;35:37-43.
32) Marlynda A. Uma revisão histórica das matrizes dentárias. Jornal dentário da Malásia. 2011;33:45-63.
33) Rutsky PP. Matrizes para cavidades compostas. J Am Dent Assoc 1968;76:1006-10
34) Sharma AK, Bhandari R, Aherwar A, Rimasauskiene R. Matrix materials used in composites: Um estudo abrangente. Materials Today: Proceedings. 2020;21:1559-62.
35) Kaplan I, Schuman NJ. Seleção de uma matriz para uma restauração de amálgama de classe II. J Prosthet Dent 1986;56:25-31.
36) Bailes L.B. A Matriz Mesiodistal. J Am Dent Assoc 1944;31:95-8.

37) Winstanley RB. A banda de matriz individual. Quintessence international, dental digest. 1977;8:73-80.
38) Loomans BA, Roeters FJ, Opdam NJ, Kuijs RH. O efeito do contorno proximal na fratura da crista marginal de restaurações de resina composta de Classe II. Journal of Dentistry. 2008;36:828-32.
39) Geena MG, Kevin RG. Construção de contactos e contornos proximais em restaurações de resina composta : Um relatório técnico. J Sci Dent. 2014;4:62-9.
40) Wirsching E, Loomans BA, Klaiber B, Dörfer CE. Influência dos sistemas de matriz na estanquicidade do contacto proximal de restaurações posteriores de compósito de 2 e 3 superfícies in vivo. Journal of dentistry. 2011;39:386-90.
41) Loomans BA, Opdam NJ, Roeters FJ, Bronkhorst EM, Burgersdijk RC, Dörfer CE. Um ensaio clínico aleatório sobre contactos proximais de compósitos posteriores. Journal of Dentistry. 2006 ;34:292-7.
42) Loomans BA, Opdam NJ, Roeters FJ, Bronkhorst EM, Burgersdijk RC. Comparação dos contactos proximais de restaurações de resina composta de Classe II in vitro. Dentisteria operatória. 2006 ;31:688-93.
43) Loomans BA, Roeters FJ, Opdam NJ, Kuijs RH. O efeito do contorno proximal na fratura da crista marginal de restaurações de resina composta de Classe II. Journal of Dentistry. 2008 Oct 1;36:828-32.
44) Almushayti M, Arjumand B. Facilidade e satisfação dos operadores na restauração de cavidades de classe II com sistema de matriz seccional versus sistema de matriz circunferencial nas clínicas dentárias da Universidade de Qassim. Cureus. 2022;14:160-183.
45) Sattar MM, Patel M, Alani A. Aplicações clínicas da fita de politetrafluoroetileno (PTFE) em odontologia restauradora. British Dental Journal. 2017;222:151-8.
46) Clark D. A matriz bioclear e o tratamento lateral com cavilha. Inside Dent. 2011;7:112-6.
47) Schmedding T. Sistemas de matriz anterior - essenciais para proporcionar uma forma anatómica adequada
e função das restaurações. Int Dent - Edição Africana. 2021;11:48-50.
48) Rau PJ, Pioch T, Staehle HJ, Dörfer CE. Influência do dique de borracha na força de contacto proximal. Dentisteria operatória. 2006;31:171-5.
49) Dörfer CE, Schriever A, Heidemann D, Staehle HJ, Pioch T. Influência do dique de borracha na reconstrução de contactos proximais com restaurações adesivas da cor dos dentes. Jornal de Dentisteria Adesiva. 2001;3(2).
50) De La Peña VA, García RP, García RP. Matrizes seccionais: Instruções passo-a-passo para a sua utilização clínica. British dental journal. 2016 ;220:11-4
51) Dindukurthi MK, Setty JV, Srinivasan I, Melwani AM, Hegde KM, Radhakrishna S. Restauração de contactos proximais em molares primários cariados utilizando três sistemas de matrizes diferentes em crianças com idades compreendidas entre os 5 e os 9 anos: Um estudo in vivo. Jornal Internacional de Odontopediatria Clínica. 2021;14:70
Sztyler K, Wiglusz RJ, Dobrzynski M. Revisão sobre coroas dentárias pré-formadas - composição e aplicação. Materiais. 2022;15:2081.

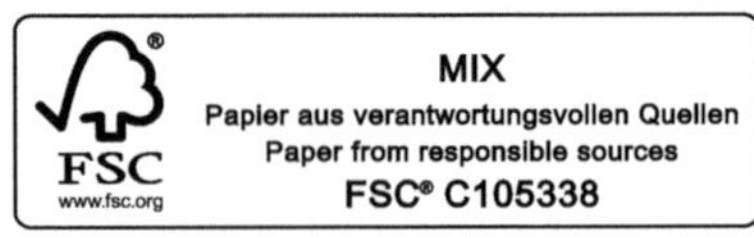

Printed by Books on Demand GmbH, Norderstedt / Germany